为消除地中海贫血再行动

中国地中海贫血蓝皮书

中国地中海贫血防治状况调查报告
（2020）

北京天使妈妈慈善基金会
北京师范大学中国公益研究院
编

ZHONGGUO DIZHONGHAI PINXUE LANPISHU
ZHONGGUO DIZHONGHAI PINXUE FANGZHI ZHUANGKUANG DIAOCHA BAOGAO (2020)

中国社会出版社
国家一级出版社·全国百佳图书出版单位

图书在版编目（CIP）数据

中国地中海贫血蓝皮书. 中国地中海贫血防治状况调查报告：2020／北京天使妈妈慈善基金会，北京师范大学中国公益研究院编. —北京：中国社会出版社，2021.5
ISBN 978-7-5087-6536-5

Ⅰ. ①中…　Ⅱ. ①北…　②北…　Ⅲ. ①地中海贫血—防治—研究报告—中国—2020　Ⅳ. ①R556.6

中国版本图书馆 CIP 数据核字（2021）第 069109 号

书　　　名：中国地中海贫血蓝皮书
　　　　　　——中国地中海贫血防治状况调查报告（2020）
编　　　者：北京天使妈妈慈善基金会
　　　　　　北京师范大学中国公益研究院

出　版　人：浦善新
终　审　人：李　浩
策 划 编 辑：金　伟
责 任 编 辑：陈　琛

出 版 发 行：中国社会出版社　　邮政编码：100032
通 联 方 式：北京市西城区二龙路甲 33 号
电　　　话：编辑室：（010）58124836
　　　　　　销售部：（010）58124836
网　　　址：www.shcbs.com.cn
　　　　　　shcbs.mca.gov.cn
经　　　销：各地新华书店

印 刷 装 订：河北鑫兆源印刷有限公司
开　　　本：170mm×240mm　1/16
印　　　张：8
字　　　数：100 千字
版　　　次：2021 年 5 月第 1 版
印　　　次：2021 年 5 月第 1 次印刷
定　　　价：48.00 元

中国社会出版社天猫旗舰店

中国社会出版社微信公众号

版 权

致 谢

感谢海南省卫生健康委员会、海口市卫生健康委员会、海南省医疗保障局等有关领导、专家为本研究提供的宝贵意见。感谢中国人民解放军九二三医院、广西医科大学第一附属医院、南宁市第六人民医院、南宁中心血站、玉林市妇幼保健院、玉林市桂南医院、广东省东莞台心医院、南方医科大学南方医院、茂名市人民医院、贵州省儿童医院、贵州医科大学附属医院、海南省肿瘤医院、海南妇幼保健院、海南省妇女儿童医院、海南省优生优育服务中心、海南省血液中心等医疗专家提供的丰富经验。感谢玉林市向日葵志愿者协会、海南省地中海贫血防治关爱协会、国际地贫联盟总部（塞浦路斯）以及中国红十字基金会提供的调研支持。特别感谢所有受访地贫患者及家庭的积极参与，使得本课题的研究工作得以顺利完成。同时感谢所有政府机关人员、医务工作者、专家学者、社会组织人员、志愿者等共同推动地贫防治和保障救助工作，为实现消除地贫目标而付出的努力。

特此鸣谢北京诺华制药有限公司提供的公益支持。

序言1 地贫防治：高质量发展阶段需要解决的一个紧迫课题

在我国历史性地完成脱贫攻坚任务，转向高质量发展阶段之后，一个相当紧迫的课题摆上了日程，那就是：大病患者如何才能克服较大的困难从而摆脱沉重的经济与治疗负担呢？地贫，即地中海贫血症，就是大病的一种。与政府、有关社会组织合作，从研究者的角度出发，持续地观察、记录并结合政策实践探索解决包括地贫在内的所有大病的解决办法，是北京师范大学中国公益研究院的一项使命。

2015 年，我们所参与的研究报告发现，我国共有重型和中间型地贫患者 30 万人，地贫基因携带者高达 3000 万人；研究发现，地贫患者治疗有两种选择，一是输血替代治疗，即终生输血和使用去铁剂，年均治疗费用10 万元以上；二是移植治疗，即通过造血干细胞移植、脐带血移植进行治疗，年均医疗费用 40 万元左右。在当时的研究报告中，提出了建立三级预防体系、在条件成熟的医院设立地贫治疗中心、开设绿色通道、将地贫患者家庭纳入大病救助范围、创新输血保障机制等建议性的措施。

我们高兴地看到，5 年来，国家的政策取得了多方面的进展，特别是输血费用纳入医保报销范围，去铁创新药物纳入国家医保药品目录，造血干细胞移植及后续治疗纳入医保报销范围，地方政府建立健全地贫防控工

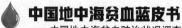
作机制，地贫基因检测已经逐步纳入婚检范围，确诊新出生患者数量呈下降趋势等。大量事实表明，许多政策的进步超出了预期。

也要看到，地贫的防治仍然需要加强：

与地贫患者的需求比较，许多方面还有较大的提升空间；

在社会组织的参与机制方面，还有着相当大的社会潜力有待开发；

而与地中海沿岸国家尤其是发达国家比较，我们还有着较大的差距！

参照国际经验，在国家宏观政策尤其是医疗保障政策取得较大进步的条件下，在我们研究团队的建议基础上，我希望有两项带有倾向性的问题需要引起大家的注意：第一，社会力量的参与特别需要加强；第二，需要加强医疗科技的研发，在研究、技术与装备方面取得更大的进步。

社会力量的参与，相当重要。这样的参与包括两个方面，一是资金的救助，二是志愿服务的开展。

发达国家往往设立医务社工制度。一个患者的治疗，往往是由医务社工来规划医疗资金，他们会在各项政策落实的前提下，开发慈善资源来配合治疗。另外就是志愿服务体系的保障，因为患者的许多困难特别需要非商业的社会服务来帮助解决，专业化的志愿服务往往能够解决相当多的具体问题。在这个方面，我们还有着较大的提升空间。这主要是由于我们还缺乏医务社工，医生和患者矛盾的解决，缺乏医务社工的环节，这就会把许多矛盾复杂化，甚至激化！

而专业的志愿服务同样缺乏。人们往往认为志愿服务就是帮人做好事，给老年人洗脚或者送饭送水等，当然，这些事情确实是志愿服务精神的体现；但是，现代的志愿服务更强调专业性，重点是根据患者的需要，提供一些专业的服务。

社会力量的参与离不开社会组织的发展。在我国，特别需要在慈善人士、政府部门与企业和患者之间建立起多样化的网络组织，大家互通信息，商讨对策，增进理解并制订行动计划，从而使得地贫的防治形成社会性机制。

　　社会力量的参与尤其需要国际社会的合作。比如，总部设在塞浦路斯的地中海贫血病的组织，就有着丰富的信息和专业性的力量，如果能够与中国有关地方加强机制性合作，可能会产生更大的社会影响力。

　　在医疗科技方面，发达国家往往将患者的需要作为医疗科技研发的重点，依据患者的需求来开发药物与设备。在这方面，尽管我们已经有了巨大的进步，但仍然有着很大的发展空间。

　　我至今仍然对5年前访问意大利治疗地贫的医院之行印象深刻，他们的医生专业化程度高，也特别注意先进装备的应用。而在塞浦路斯，有专业化的研究中心。总体上，他们样本量小，但他们很注意学术与科技的研究与开发。相对而言，我们的样本量大，但在研发方面还存在着较大的差距。在这些方面，我们也需要补课。

　　在新冠肺炎疫情成功应对之后来讨论地贫的防控，还需要特别注意社会治理体系的健全与完善。事实表明，一个带有一定群体的疾病，往往会伴随着某个环节的社会防治缺陷。如果我们能够注意在社会治理领域加强建设，也许会对地贫的防控产生更为积极的促进。

　　在这里，我要特别感谢北京天使妈妈慈善基金会邱莉莉团队的奉献。正是他们的持久坚持与努力，并特别注重对政策领域研究的支持，才使得我们的研究能够持续！

　　谨对为《中国地中海贫血蓝皮书——中国地中海贫血防治调查报告（2020）》出版作出贡献的所有同事与朋友致以敬意！

北京师范大学中国公益研究院院长、教授　王振耀
2021年5月于北京

序言2 | "天使妈妈"团队致地贫孩子和家长

　　从上本中国地贫蓝皮书 2015 版到今天 2020 版，一晃 5 年匆匆而过。5 年来我们的医保政策在慢慢变好，社会帮扶力量逐渐增多，治疗技术的进步让地贫孩子在救治上有了更多的选择性。虽然我国的地贫防治事业有了突飞猛进的发展，但我深知你们还是身处在各种艰辛之中，虽然药品和手术进入了医保，但对你们微薄的收入来讲，仍然很难负担，你们依然是医院的常客，你们在医院徘徊的身影每个月都会出现。

　　我们尤其惦念那些生活在偏远地方信息闭塞的地贫孩子，这些地方的家长对地贫疾病知识仍然缺乏了解和科学照护，医护人员对地贫疾病的防控和救治缺乏科学有效的管理。在这种大环境和各种小环境下，如何推动国家力量和社会力量调整结合，更好地共同推动地贫防治工作，从而关注到每一位地贫孩子的救治和成长，是我们一直在思考的事情，也是我们为什么在今年推动新版地贫蓝皮书出版的原动力。

　　5 年来我们参与成功救治了很多地贫孩子，尤其在造血干细胞移植方面，在有关政府部门、医护人员、社会工作者、地贫家长等各方面的共同努力下，我们的移植技术稳定保持在全球最先进的水平，从移植数量和长期生存率上遥遥领先。这中间，我们医护科研工作者可谓披肝沥胆，付出

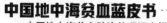
了太多，他们长期以医院为家，陪伴每一个孩子进仓出仓，绞尽脑汁琢磨研究新型技术，努力不抛弃、不放弃每一个求医若渴的孩子。

十余年来，"天使妈妈"陪伴了太多地贫孩子。这中间大多是好消息，孩子成功完成了手术，生活慢慢回归了正常；偶尔的坏消息也仍然会让我们泪洒办公室。十余年来，我们"天使妈妈"团队上上下下齐心协力，但凡有利于地贫孩子的事儿，我们都竭尽所能、全力以赴、不断行动。我们时常四处奔波，为了任何一点儿好消息去努力支持推动。我们的心永远是跟地贫孩子和家长在一起的，我们既关注地贫防治领域的整体发展，又关心每个孩子的成长和进步。

在北京师范大学中国公益研究院、各位医疗专家等共同努力下，2020版地贫蓝皮书终于得以顺利发布，这将非常有利于政府相关部门对地贫防治工作的指导和政策修订，也将有利于我们社会组织更好地服务于地贫孩子和家长，同时也让关心地贫防治工作的所有爱心人士对地贫患者群体有更深入的认知。当然，我们所做的这一切都是为了让我们每一个地贫孩子拥有一个更加美好的明天。

最后，我想用苏轼的一首词来勉励所有地贫孩子、地贫家长以及在地贫防治事业上坚韧跋涉的朋友。

"莫听穿林打叶声，何妨吟啸且徐行。竹杖芒鞋轻胜马，谁怕？一蓑烟雨任平生。

料峭春风吹酒醒，微冷，山头斜照却相迎。回首向来萧瑟处，归去，也无风雨也无晴。"

希望苏东坡词中面对风雨突来的这份恣意洒脱能够同时感染我们，前行道路仍然艰辛，但希望永存。

北京天使妈妈慈善基金会
2021 年 5 月于北京

目录 | Contents

引言 | Preface

　　"地中海贫血"（以下简称"地贫"）是一种遗传性血液疾病，因曾高发于地中海沿岸国家而得名，在我国主要分布于长江以南的广东、广西、海南、福建、云南、贵州、四川、湖南、江西、重庆10个省（自治区、直辖市）。

　　近年来，我国在防治地贫工作方面取得突出成绩。第一，精准健康扶贫有效减轻地贫患者医疗经济负担，输血费用纳入医保报销范围，更多的去铁药物纳入国家医保药品目录，造血干细胞移植及后续治疗纳入医保报销范围；第二，地贫防控体系建设取得新成效，地贫防控工作机制逐步健全，确诊新出生患者数量呈下降趋势，地贫基因检测逐步纳入婚检、孕前优生健康检查范围；第三，治疗技术创新发展，我国造血干细胞移植技术达到国际领先水平，医疗资源增加，移植仓位扩充；第四，社会力量深度参与，在地贫防控工作中担任重要角色；第五，基因疗法在临床试验取得突破，有望攻克重度地贫难关，相关政策体系框架不断完善。但与此同时，我国在防治地贫工作面临的挑战和问题依然紧迫，地贫防控体系建设与经济发展水平不相适应，地贫患者及其家庭仍存在较多现实困难和问题。当前，正处于国家国民经济和社会发展第十四个五年规划开局之年和迈向2035年远景目标的全新历史阶段，当务之急是如何总结成绩、分析趋势和寻找出路，做好新时代中国特色地贫防治工作。

《中国地中海贫血蓝皮书——中国地中海贫血防治调查报告（2020）》〔以下简称《中国地贫蓝皮书（2020）》〕是在《中国地中海贫血蓝皮书——中国地中海贫血防治调查报告（2015）》〔以下简称《中国地贫蓝皮书（2015）》〕出版5年之际，再次审视过去5年来，我国地中海贫血防治工作取得哪些成绩和进展，面临哪些困难和挑战，存在哪些发展新方向和新路径，以期继续为我国地贫规范化治疗和救助提供研究参考。

本项研究是首份由公益慈善组织联合智库机构发布的地中海贫血防治状况调查报告的延续，具有多重意义。一是可以作为政策参考，推动国家和地贫高发地区建立和完善医疗保障和救助政策体系；二是能够助力国际协作，推动国内外地贫组织建立长效合作机制，以解决我国地贫问题；三是富含研究意义，填补了国内地贫防治和救助领域研究的空白，具有唯一性和权威性；四是具有实践意义，从某种程度上可以为社会力量参与地贫防控与救助提供方向，具有实践引领作用。

《中国地贫蓝皮书（2020）》采用了桌面研究、访谈、问卷数据及文本信息进行归纳分析，对于通过问卷获得的数据，采用 Excel、Stata 等软件进行数据统计分析。其中，数据来源主要包括调查问卷和入户访谈资料。本次调查问卷的地贫患者来自广西、广东、福建、海南等全国17个省（区、市），101个地级市，回收有效问卷1056份。本次入户访谈工作，从2021年1—3月，中国地贫防治计划项目课题组分别赴广西壮族自治区南宁市、玉林市、北海市，广东省广州市、茂名市，贵州省贵阳市、遵义市，海南省海口市等地，进行实地调研，与地贫患者及家长、当地地贫医疗专家、血站、妇幼、疾控等相关部门工作人员、当地社会组织社会工作人员、志愿者、药物生产企业等开展面对面访谈，获得访谈记录42份。

《中国地贫蓝皮书（2020）》分2个部分，共6章。旨在为社会各界共同关注和支持地贫防治工作提供借鉴和参考，欢迎社会各界人士在研究和实践中提出宝贵意见和建议。

总报告

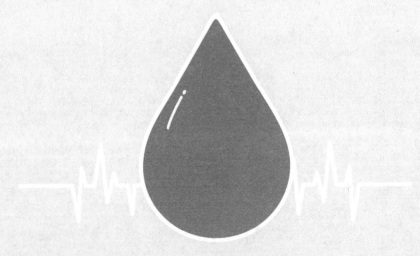

以需求为导向，构建我国新时代地贫防治体系

——2020 年中国地贫防治工作进展、问题与展望

一、5 年来我国地贫防治工作取得巨大进展

（一）精准健康扶贫有效减轻地贫患者医疗经济负担

2015 年以来，随着一系列政策和专项行动的实施，地贫患者及其家庭在经济负担方面得到显著改善，患者及家庭的获得感、幸福感和安全感得到较大提升。中共中央、国务院于 2015 年 11 月 29 日颁布《中共中央 国务院关于打赢脱贫攻坚战的决定》中提出："新型农村合作医疗和大病保险制度对贫困人口实行政策倾斜，门诊统筹率先覆盖所有贫困地区，降低贫困人口大病费用实际支出，对新型农村合作医疗和大病保险支付后自负费用仍有困难的，加大医疗救助、临时救助、慈善救助等帮扶力度，将贫困人口全部纳入重特大疾病救助范围，使贫困人口大病医治得到有效保障。""全面实施贫困地区儿童营养改善、新生儿疾病免费筛查、妇女'两癌'免费筛查、孕前优生健康免费检查等重大公共卫生项目。"[1]

1. 输血费用纳入医保报销范围

地贫的治疗费用对于绝大多数家庭来说是一笔沉重的负担。自 2015 年

---

[1] 《中共中央 国务院关于打赢脱贫攻坚战的决定》（2015 年 12 月 7 日新华社电）。

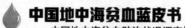

以来，广州市已将患重型 β 地贫在二、三级定点医疗机构进行的门诊治疗纳入社会医疗保险统筹基金支付费用范围的门诊特定项目，患者在门诊治疗可以享受住院报销的优惠①；长沙市城乡医保特殊病种门诊将地中海贫血纳入标准②；广西壮族自治区将重型和中间型地中海贫血门诊年度最高支付限额提高到每人每年 30000 元③；这些政策的实施有效地缓解了人们看病难、看病贵的问题。

根据 2015 年和 2020 年前后 2 次地贫蓝皮书调查数据显示，地贫患者医疗报销比例显著提升。《中国地贫蓝皮书（2015）》数据显示，接受调查的患者中输血治疗自费比例为 42.0%，享受医保报销比例为 45.2%。《中国地贫蓝皮书（2020）》数据则显示，接受调查的患者中输血治疗自费比例为 17.2%，享受医保报销比例为 74.8%。

2. 更多去铁药物纳入国家医保药品目录

在去铁胺基础上，2019 年底，国家医保局通过药品价格谈判，恩瑞格（地拉罗司）纳入 2019 年《国家基本医疗保险、工伤保险和生育保险药品目录》乙类。恩瑞格（地拉罗司）作为国内唯一获批儿童及成人铁过载一线治疗的口服药物，具有更好的依从性，帮助铁过载患者延缓疾病进展及延长生存时间。该药品纳入医保，将大幅提高地贫去铁药物的可及性和可负担性，切实降低地贫患者的经济负担的同时，提升临床治疗的整体水平，延长和改善地贫患者生存周期及生命质量。

去铁药物进一步纳入医保目录，地贫患者药物经济负担得到缓解。在《中国地贫蓝皮书（2020）》调查的地贫患者中，65.53%的地贫患者表示去铁药物可以报销，高于《中国地贫蓝皮书（2015）》调查的结果41.6%，医保报销名录的更新将更多去铁药物纳入医保，极大程度上减少

---

① 《关于广州市社会医疗保险统筹基金支付门诊特定项目费用范围及标准的通知》（穗人社发〔2014〕52 号）。
② 《长沙市城乡居民基本医疗保险特殊病种门诊管理实施细则》（湘人社发〔2017〕93 号）。
③ 《广西城乡居民基本医疗保险门诊特殊慢性病管理办法》（桂人社发〔2017〕1 号）。

了地贫患者在药物方面的支出。在《中国地贫蓝皮书（2020）》调查的地贫患者中，去铁药物的报销起付线从 300 元～15000 元不等，报销比例从 2%～98%不等。

根据 2015 年和 2020 年前后 2 次地贫蓝皮书调查数据显示，地贫患者在用药方面有了更多选择，恩瑞格（地拉罗司）成为地贫患者去铁的主流药物。在《中国地贫蓝皮书（2020）》调查的地贫患者中，所使用的去铁药物及药物组合包括恩瑞格（32.77%），去铁胺+去铁酮（14.68%），恩瑞格+去铁胺（12.12%），去铁酮（11.46%），恩瑞格+去铁酮（9.47%）。在《中国地贫蓝皮书（2015）》调查的地贫患者中，基本以去铁酮+去铁胺作为主要去铁方式。

3. 造血干细胞移植及后续治疗纳入医保报销范围

我国地贫造血干细胞移植医疗资源少、排期长的问题将会得到进一步改善，成为越来越多地贫患者的选择。在《中国地贫蓝皮书（2020）》调查的地贫患者中，地贫患者的造血干细胞移植费用在 20 万元以上，费用来源主要是亲朋好友资助、社会组织资助、家庭务工务农收入等。地贫造血干细胞移植纳入医保报销范围，广西、海南的干细胞移植可报销 60%，广西全相合造血干细胞移植报销后的个人自费费用约为 10 万元人民币。贵州的新农合提高医疗保障统一按 80%进行报销补偿，不设起付线，不受新农合药品目录限制，不受患者参合地本年度新农合统筹基金补偿封顶线限制。对符合条件的困难群众，由民政部门再按照现有规定予以救助。实施新农合大病商业保险统筹地区的参合患者，自付部分还可依据统筹地区大病商业保险政策进行补偿[①]。

部分地区已将造血干细胞移植治疗医疗费用纳入基本医疗保险支付范围，医保报销后，可为病人解决约三分之一至二分之一的费用。除此之

---

① 《贵州省卫生厅关于印发〈贵州省新农合慢性粒细胞白血病、血友病 A、地中海贫血重大疾病按病种付费实施方案（试行）〉的通知》（黔卫发〔2013〕61 号）。

外，广东省清远市还将造血干细胞移植后（移植物抗宿主病及感染治疗）治疗纳入门诊特定病种，患有这些病种的参保人，可到市内有资格受理的医院申请门特资格，符合准入标准的可享受相应医保待遇。广西也将造血干细胞移植术后治疗纳入医保范围，经申请确认后，享受每月限额下 60% 至 80% 的报销待遇。

（二）国家和地方地贫防控体系建设取得新成效

"十三五"时期是我国全面建成小康社会、实现第一个百年奋斗目标的决胜阶段，也是卫生健康事业发展的重要时期。2016 年国家"十三五"规划纲要将地贫防控纳入健康中国行动计划。这为我国建立有效预防控制出生缺陷，进一步提高出生人口素质夯实了基础。

1. 国家层面整体统筹，地方建立健全地贫防控工作机制

地贫难治可防，防治地贫需采取婚前孕前预防、产前预防和地贫患儿早诊早治的三级预防策略。在我国地贫防控政策体系中，国务院从宏观层面作出要求，10 个省（区、市）地方政府设计本地的具体防控措施并加以落实。地方政府也已建立横向联合机制共同预防疾病发生。权责分明的目标责任制也能够有效保障各地防控工作的具体落实。在政府主导下，妇幼保健院和社会力量也担任了重要角色。广东、广西和海南等地区已经探索出一套特色防控机制，收效颇丰。

我国防控政策和经费投入适当向地贫高发地区倾斜。部分县（市、区）纳入国家地中海贫血防控试点项目及救助项目试点。输血及排铁治疗纳入当地基本医疗保险及大病医疗保险。个别地区民政部门给予地贫患者补贴，中山市民政局 2019 年出台《中山市地中海贫血患者社会救助实施方案》①，年度发放的救助资金达到 90 多万元，其中专项慈善救助资金约45 万元。广西壮族自治区也起草了《关于做好地中海贫血患者医疗救助工

---

① 《中山市地中海贫血患者社会救助实施方案》（中民救字〔2019〕24 号）。

作的通知（征求意见稿）》①（简称通知稿）。通知稿中拟对地贫患者发生的与地贫治疗有关的医疗费用（含并发症），经基本医疗保险、大病保险及其他补充医疗保险报销后，剩余的个人负担的政策范围内医疗费用计入地贫患者医疗救助范围。较2015年调查结果相比，近几年我国不断加大对地贫患者的救助及福利政策倾斜力度。

2. 地贫防控体系效果凸显，确诊新出生患者数量呈下降趋势

随着地贫防控项目的顺利推进，地贫在广东、广西等地得到有效控制，重型地贫患儿出生率逐步下降，在《中国地贫蓝皮书（2020）》调查的地贫患者中，2015年之后，每年新出生的确诊地贫患者人数呈现缓慢下降趋势。这与我国加大资金投入，加强地贫防控体系建设，医学诊疗技术的进步，以及人们逐渐对地贫意识的加强有着密不可分的关系。

3. 地贫基因检测逐步纳入婚检、孕前优生健康检查范围

我国惠民政策进一步扩展，地贫高发地区结合婚检、孕前优生健康检查开展地贫基因检测。广西壮族自治区为夫妇双方或一方为广西户籍的婚育人群提供地贫"五项免费技术服务"，包括了孕前夫妇免费地贫初筛、初筛阳性夫妇免费血红蛋白分析复筛、双阳夫妇免费基因诊断、高风险孕妇免费产前诊断、孕重型地贫胎儿的孕妇免费医学干预。海南省各市县全面实行免费婚检，地贫筛查列为婚检必检项目。这些出台的计划和惠民政策，体现了国家和地方政府对地贫攻坚克难的决心和为百姓的健康事业真抓实干的毅力。在《中国地贫蓝皮书（2020）》调查的地贫患者中，地贫患者父母在婚检中进行地贫基因检测的有近三成，与《中国地贫蓝皮书（2015）》的调查结果相比，提高了3倍。此外，地贫预防宣传活动有序开展，宣传效果凸显，在《中国地贫蓝皮书（2020）》调查的地贫患者中，近六成的地贫患者曾参加过遗传咨询与地贫知识宣传活动。

---

① 广西壮族自治区医保局、财政厅、卫生健康委、民政厅《关于做好地中海贫血患者医疗救助工作的通知（征求意见稿）》公开征求意见的通知。

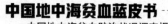

（三）地贫治疗技术创新发展，为地贫家庭带来新希望

1. 我国的造血干细胞移植技术达国际领先水平

造血干细胞移植目前被认为是地贫患者广泛使用的唯一治愈方案。我国地贫造血干细胞移植技术越发成熟，现阶段实行的同胞供者移植治疗地贫成功比例已经和国际水平持平，而在非亲缘供者移植治愈方面，甚至已经达到或超过了国际水平。越来越多的地贫患者选择干细胞移植作为"脱贫"的方法并已完成移植治疗。

2. 医疗资源增加，移植仓位扩充

随着造血干细胞移植技术越发成熟，医学人才队伍不断壮大，可进行干细胞移植的医院也越来越多，可供地贫患者选择的资源也变得丰富。除此之外，各地医院也纷纷增加移植仓位，规范化建设，加强对患者进行保护，减少患者感染的概率。

由此可以看出，与 2015 年前相比，我国地贫造血干细胞移植医疗资源少、移植供者少、排期长的问题已得到明显改善。

近年来，我国能成熟开展地贫造血干细胞移植的医院与 2015 年前相比显著增加。据不完全统计，截至 2021 年 4 月 1 日，我国已完成干细胞输注地贫移植 3969 例。我国地贫造血干细胞移植医疗资源少、排期长的问题将会得到进一步改善。

地贫造血干细胞移植基础设施建设增加，移植技术获得重大突破。在《中国地贫蓝皮书（2020）》调查的地贫患者中，38.17% 的地贫患者准备进行造血干细胞移植治疗。其中，近半数患者已配型成功，供者类型主要是半相合（29.42%）、非血缘供者（22.5%）和同胞全相合（19.04%）。与 2015 年的调查结果相比，我国地贫造血干细胞移植医疗资源少、移植供者少、排期长的问题已得到显著改善。

（四）社会力量深度参与发挥重要作用

国内开展地贫救助和服务的社会组织大致分为三类，第一类是地贫家长互助组织，这类组织通常由地贫患者家长自发组织，本着助人自助的原则，在中国地贫家长会的基础上，帮助更多地贫患者或家长成立一批互助组织，在政策倡导、心理疏导、资讯互通、知识培训、救助辅导等方面发挥作用，打造成地贫患者和家庭身边的支持网络。

第二类是志愿服务组织，这些组织大多是群团组织或专业化公益组织的外围力量，会不定期开展一些地贫领域的志愿服务工作；如深圳狮子会、玉林市向日葵志愿者协会等，对地贫患者给予资金、物资等支持，定期举办地贫患者见面会、交流会，对地贫患者进行慰问，代表地贫患者家庭与对地卫健部门、医保局进行政策倡导、提议等。

第三类是一些基金会和专业化的社会组织，以北京天使妈妈慈善基金会最具代表性。近年来，北京天使妈妈基金会联合近百家合作伙伴，几乎涵盖了国内所有开展地贫救助和服务的机构，含医疗单位、家长组织、新闻媒体、社会组织等。2019 年，天使妈妈血液宝贝项目正式成立，主要救助患有白血病、地贫、再生障碍性贫血等血液病的患儿，截至 2019 年 12 月 31 日，已救助包含地贫在内的血液病儿童 3000 名，救助支出约 1.75 亿元。

（五）基因疗法政策体系框架不断完善

1. 基因疗法在临床试验取得突破，有望攻克重度地贫难关

一直以来，对于地贫患者，临床上主要采取长期规范输血、成分输血等方法进行对症治疗。这些短效的对症疗法无法根治遗传性血液病，且长期反复输血会导致铁沉积，还可能引发感染和过敏反应，甚至导致死亡。少部分患者可通过异体骨髓或造血干细胞移植获得长效/永久的治疗效果，

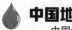
但存在供体缺乏和免疫排斥等问题，且费用昂贵。

随着现代基因编辑技术的进步，基因治疗的基础研究和临床实践将地贫的治疗带进了前所未有的层次和水平，使得基于基因编辑的基因治疗有望成为β-地贫患者全新的临床治疗方案，不仅可以给广大地贫患者带来终生健康，还可以极大减少血库压力。

2. 我国细胞与基因治疗相关政策体系框架不断完善

2017年至2019年，由国家卫生健康委员会和国家药品监督管理局牵头，出台了一系列政策，逐步加强细胞与基因疗法行业监管工作。2017年12月至2018年6月，国家市场监督管理总局为治疗罕见病或危及生命的疾病药物开辟优先审查通道。2019年3月，国家卫生健康委员会就临床试验中生物医疗新技术应用规范征求意见，利用新生物技术进行高风险体内研究（包括基因编辑）必须获得国家卫生健康委员会的行政批准，中低风险的则应获得省级卫健委的批准。2019年4月，国家卫生健康委员会就体细胞治疗临床研究和转化应用管理办法征求意见，这一举措表明政府计划允许临床研究证明安全有效的细胞疗法在严格的监督和备案制度下进入临床应用。2019年9月，国务院发布《中国人类遗传资源管理条例》，禁止因商业用途向境外提供遗传相关信息；其他健康数据可进行整合，但必须存储于中国境内的本地服务器上。2020年9月国家药品监督管理局公布了《基因转导与修饰系统药学研究与评价技术指导原则（征求意见稿）》，提出了针对基因编辑疗法的药物开发相关指南。

各项政策的出台体现了国家监管机构在基因编辑疗法蓬勃发展的大背景下，对于这一创新疗法的关注，也体现了政策的与时俱进。

二、当前我国地贫防控工作挑战依然严峻

尽管过去5年来，我国在防治地贫工作方面取得了令人振奋的成绩，但面临的挑战和问题依然紧迫。

（一）我国地贫防控体系建设与经济发展水平不相适应

2020 年，我国人均 GDP 连续第二年超过 1 万美元，达到中等高收入国家水平。根据 2020 年国民经济和社会发展统计公报[①]数据显示，2020 年国内生产总值 1015986 亿元，比上年增长 2.3%；全年人均国内生产总值 72447 元，比上年增长 2.0%，人均 GDP 连续两年超过 1 万美元。按照世界银行 2015 年的标准：人均 GDP 低于 1045 美元为低收入国家，在 1045 至 4125 美元之间为中等偏下收入国家，在 4126 至 12735 美元之间为中等偏上收入国家，高于 12736 美元为高收入国家。我国的人均 GDP 达到中等偏上收入国家的水平。与经济水平较发达的地贫国家相比，我国地贫防控体系建设还存在很大的提升空间。目前，我国地贫防控工作仍以补缺型和试点建设为主，而多数国家早在年人均 GDP1000～2000 美元时期，已基本实现面向全人群的防控体系建设。

（二）我国地贫帮扶和救助能力与社会需求不相适应

近年来，我国在地贫的防治和医疗救治救助方面做了很大的努力，地方政府地贫防控政策体系搭建逐渐成熟，各地在国务院宏观指示下提出了更加细化和具体的工作要求和防控部署，卫健委、财政部、民政部等也纷纷加大地贫患者的民生保障及医疗救助。但我国的帮扶和救助能力还不足以满足地贫患者及其家庭的需求，在《中国地贫蓝皮书（2020）》调查的地贫患者中，依然存在多方面的迫切需求。主要包括以下六个方面：

在地贫患者家庭照料支持方面，大部分地贫患者父母受教育程度为初中及以下，超 90% 的地贫家庭年收入低于 6 万元，68.12% 的地贫家庭年收入低于 3 万元，高达 85.32% 的家庭负有债务，近三成地贫患者的家长存

---

① 2020 年国民经济和社会发展统计公报，国家统计局网站 http：//www.stats.gov.cn/tjsj/zxfb./202102/t20210227_ 1814154.html。

在中重度的看护负担问题。

在地贫患者输血治疗方面，超半数患者的住处距离最经常去的输血地点的距离大于 15 千米，由此所带来的路费及时间消耗对患者及其家人的生活带来了极大不便。近半数的地贫患者不能每次都按需求输血，主要原因是用血紧张和血荒（79%），以及随着经济条件的改善，患者要求改善生存条件的愿望强烈。在我国，病人最多的是血红蛋白 H 病患者，他们的生存状况并没有得到重视，他们中的一部分迫切希望通过输血改善生活质量，从而增加了用血量。互助献血很大程度上缓解了输血困难，但并不能作为长期解决方法。

在地贫预防宣传及婚检、孕期保健方面，地贫患者父母婚检率仍然较低。近六成的地贫患者曾参加过遗传咨询与地贫知识宣传活动，仅一成地贫患者的父母在婚育期间参加过遗传咨询与地贫知识宣传活动，没有参加的主要原因是当地没有开展。

在去铁治疗方面，去铁药物的主要获取渠道包括县（市、区）级医院、本市市级医院（地级市）。近七成患者家庭距离最经常去的去铁药物获得地点的距离大于 15 千米，大部分患者在医院一次可以购买供 14~30 天使用的药物，大多数患者一个月平均需要购买 1~2 次去铁药物。近三成患者认为去铁药物的获取程度非常不便利，主要原因是去铁药物费用太高，医院或药房可提供的去铁药物太少，去铁药物的购买地点太远，有去铁药物的地点太少等。

在移植治疗方面，地贫患者的造血干细胞移植费用在 20 万元以上，费用来源主要是亲朋好友资助、社会组织资助、家庭务工务农收入等。尽管地贫造血干细胞移植逐步纳入各地医保报销范围，但有很多治疗项目不在医保范围，如门诊不报销、进口药物不报销、丙类药物不报销等。

在医保报销政策方面，随着我国脱贫攻坚战取得了全面胜利，完成了消除绝对贫困的艰巨任务。但在脱贫之后的工作中，医保政策是否会对已建档立卡贫困户、五保户等进行调整，成为众多地贫患者最关心的问题。据调查结果显示，医疗支出仍占据地贫患者的家庭主要支出，与其收入不平衡。特别是地贫这类需要长期规范输血治疗、服用去铁药的病症，较易出现因病致贫返贫的现象。

（三）我国社会组织规模和参与程度与社会需求不相适应

我国地贫防治基金会数量世界领先。据不完全统计，我国参与地贫防治工作的基金会数量多达 23 个，在全世界排名第一，比排名第二位的印度的基金会还多 7 家。埃及、孟加拉国、巴林、柬埔寨、尼泊尔、印度尼西亚、约旦、马来西亚、巴基斯坦、新加坡、比利时、法国、德国、意大利、卢森堡、荷兰、葡萄牙、西班牙、英国、加拿大、美国和澳大利亚等国家的地贫防治 NGO 数量均不超过 5 个（见图 1）。

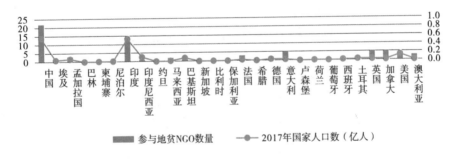

图 1　各国地贫防治 NGO 与 2017 年年末国家人口数对比情况

然而，我国的地贫防治基金会依然无法满足社会需求。从基金会地理位置方面来看，我国的地贫防治基金主要分布在广东和广西，并未覆盖所有地贫高发的九省一市。从基金会与地贫患者比例方面来看，以广东和广西两个省份为例，广东人群地贫基因携带率为 16.8%，以 2019 年广东省常住人口 11521.00 万人计算，广东地贫基因携带者高达约 1935 万人。广西人群地贫基因携带率为 20%，以 2019 年末广西壮族自治区常住人口为4960 万人计算，广西地贫基因携带者高达约 992 万人。由此测算，仅广东和广西两省（区）地贫患者人数就超 2927 万人，与地贫防治基金会数量比为 1 : 127 万，比例严重失调。从基金会工作内容方面来看，基金会没有全面承担地贫防控相关工作。我国参与地贫宣教、救助、资源链接和信息咨询的基金会数量众多，但我国的地贫防控工作主要由各级政府和妇幼保健院执行与落实，基金会参与地贫预防工作的程度较低。目前，只有中国出生缺陷干预救助基金会参与了广西、贵州、福建和海南四省（区）的地贫筛查项目，其他基金会均未直接参与到国家地贫防控实体工作，而是更多参与到地贫患儿的医疗救助、募款捐款、治疗技术研发等领域。借助政府部门的公信力和执行力，类似做法无疑可以保障地贫工作落到实处，但是社会力量的缺席难免导致国家防控工作缺乏延展性和灵活性。

三、构建与经济发展水平相适应的中国现代地贫防治体系

（一）进一步加大国家层面政策出台与资金投入力度

2020 年我国决战脱贫攻坚取得决定性胜利，绝对贫困现象历史性消除。为巩固脱贫攻坚胜利成果，一方面做好防止返贫的长效保障机制，另一方面做好长效稳固的提升机制。地贫患者及其家庭，是容易返贫的特殊困难群体，大多数在农村地区，医疗负担沉重，更加需要国家政策支持和保障。因此，应将地贫防治体系建设工作纳入国家乡村振兴战略，加大政策出台与资金投入力度，建立与巩固脱贫攻坚成果、推进乡村振兴战略、健康中国战略等有效衔接的新时代中国特色地贫防治体系。

（二）多举措保障血液供应机制，消除用血紧张

重型地贫患者需长期、定期进行输血治疗以维持生命，因此充足的血液供给是地贫患者生命的保障。建议地贫高发地区卫健部门、红十字会、血液中心、医院等相关单位进一步加强地区血液管理。一是创新管理机

制，为地贫患者开通"无障碍互助献血"通道，以解地贫患者输血治疗燃眉之急。二是开展广泛宣传动员，加大无偿献血宣传力度，全面提高街头无偿献血量和 400 毫升献血比例，积极做好固定献血、团队献血、应急献血、稀有血型献血等队伍建设工作。三是进一步建立全覆盖血站服务体系，不断开发有潜力的采血点，充分保障临床血液供应；采供血机构要提高成分血制备能力和血液利用率。对于尚未开展机采血小板常规采集的地区应尽快将机采血小板采集日常化，增加小包装血液制品的开发，满足临床小量血需求，减少血液浪费。四是制定切实可行的无偿献血激励机制，对无偿献血人员予以适度补贴。五是加强血液库存动态实时监测和预警，根据血液库存和临床用血需求情况及时启动应急保障预案，及时开展血液调配，确保应急状态下的血液供应与安全。用血紧张问题的解决不仅仅使地贫患者受益，也会改善我国整体医疗环境。

（三）注重产前检测服务，探索地贫防控筛查责任机制

在地贫防治工作中，高风险夫妇的优生干预是核心环节，因此，在地贫防控上实施相关负责人责任制，建立制度化、常态化的筛查干预责任机制成为主要保障措施。为此建议，通过制度建设与实施，强化医疗机构地贫防控责任。开展卫生服务质量监管评比，督促妇幼保健等医疗服务机构提供更加准确、可靠的检测服务。

（四）开展地贫流行病学调查，提高基层机构服务与防控能力

地贫的流行病学调查与数据监测是卫生政策制定的基础。为此建议，支持鼓励地方开展大规模地贫流行病学调查，完善相关流行病学资料库和监测网络。在妇幼公共卫生系统的框架下，开展对大规模人群的地贫筛查、基因诊断和产前诊断。与之配套，基层卫生机构应积极提高服务能力和防控技术，为大规模人群干预的实施提供人力及技术保证。

（五）坚持社区防控思路，借助家庭医生系统转介患者

社区是地贫防控的重要防线和阵地，中国香港地区早在 20 世纪 70 年代中期已开始实施世界卫生组织提出的"遗传病社区防治规划"。目前，地贫防控相关工作成为"基层医疗服务"其中一项重要内容。近年来我国家庭医生的签约率逐年提升，为地贫社区防控打下工作基础。为此建议，在地贫高发地区，家庭医生服务重心应兼顾老年人、儿童、孕产妇等健康弱势群体，在做好健康教育、疾病筛查的同时，积极转介高风险孕产妇。目前，地中海贫血防控项目已列入基本公共卫生服务项目，为夫妇免费提供健康教育、地贫筛查、地贫基因检测、咨询指导和高风险夫妇孕期追踪、产前诊断、遗传咨询、高风险夫妇妊娠结局随访等一系列服务。试点建设之外地区的工作经验较为缺乏，在社区开展地贫防控工作，从技术规范、流程管理、经费安排、绩效评价等方面，需要开展专项研究，得到试点地区的大力支持指导。

（六）调动社会多方力量，多形式、网络化开展地贫防治宣传

在政府部门组织与管理方面，政府主要发挥管理、监督、评估作用的同时，还要积极引导企业和各类市场主体积极介入到地贫防治工作中，为患者和家庭提供多样化、高质量的服务，例如增设兼顾身体治疗与精神疏导的服务内容。为此建议，可通过调整参与模式和加大资金支持，鼓励采取孵化培育、人员培训、项目指导、公益创投等多种途径和方式，提升社会力量参与地贫防治工作的能力建设。

在社会组织参与形式与服务内容方面，"宣传和倡导"作为地贫防治工作链条中诸多环节的重要一环，这需要社会组织、医疗卫生机构、工会、行业协会、学校、媒体的共同参与。为此建议，应持续开展社会宣教，普及地贫知识，倡导全民参与。宣传和倡导的方式、媒介、主体均应

多样化，除了目前常用的定期开展社区宣传活动，挂条幅、打标语、发传单、做讲演等方式外，还可以通过明星代言、电视、网络、微信平台等多媒体途径开展知识讲解和活动宣传，以整体提升全体公民的地贫防治知识和意识。

（七）依靠科技进步，促进地贫医药事业创新发展

医疗技术进步，将有效推动地贫防治工作准确、高效降低患儿出生率，减少对孕妇的伤害，探索治疗地贫新疗法。为此，应加强国内外技术交流与合作，积极引入和探索地贫筛查技术，从是否准确可靠，是否适宜大规模应用，效益是否合理等维度考察技术。为城乡地贫筛查服务设置质量标准及工作规范流程。在地贫救治方面，进一步鼓励内地科研机构、医疗机构开展国际交流合作，推动干细胞移植、细胞和基因治疗等技术进步。

（八）拓展国际合作，落实"一带一路"发展战略

地贫高发地区与我国"一带一路"中21世纪海上丝绸之路走向相吻合，而地中海沿岸的塞浦路斯、意大利等国已有50余年的地贫防治历史，有丰富的经验和技术积累。加强与沿线国家的医疗合作和公益交流是"一带一路"战略的重要内容，为此建议，国内政府和社会组织加强与沿线国家的地贫防治交流，建立资源对接，与世界地贫协会建立战略合作关系，开展地贫预防、规范化治疗、地贫治疗团队能力提升、地贫公众教育等全方位合作。常态化开展国际地贫防治交流活动，聘请世界地贫协会、The San Luigi Gonzaga 大学医院地贫中心、塞浦路斯世卫组织地贫中心等机构和专家一对一开展培训支持，提升国内地贫防治团队能力。同时密切关注国际上对地贫基因疗法和新药物研发的新动向，技术成熟后尽快引入国内，让国内地贫患者尽早受益。

专题篇

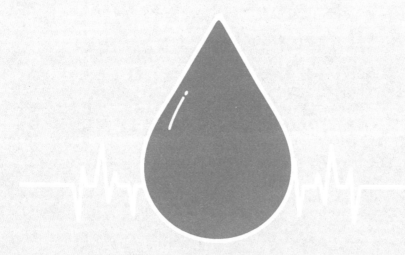

专题一：关于地中海贫血症

一、名称及分类

地中海贫血又称海洋性贫血，是由于珠蛋白基因突变而引起的一组常染色体隐性遗传病，是严重威胁人类健康的致死、致残的遗传性血液病，在地中海、东南亚等地区多见。由于早期报道的病例几乎都是来自地中海地区的移民，该病遂被命名为地中海贫血（Thalassemia，以下简称"地贫"）。

地贫的发病人群在世界范围内具有地域性强的特点，并非所有国家和地区都有地贫患者。地贫高发地区主要集中在地中海地区、东南亚地区、中东、北非、印度次大陆和太平洋地区[①]；从国别来看，地贫基因携带群体和疾病高发人群集中在意大利裔、希腊裔、中东裔、南亚裔人群中[②]；在中国内地，长江以南地区也是地贫的高发地区。

根据基因缺陷的分类，临床上主要分为 α-地贫及 β-地贫。α 链珠蛋白基因位于 16 号染色体短臂 13 区 3 带（16 P13.3）。β 链珠蛋白基因位于 11 号染色体短臂 1 区 2 带（11P1.2）。静止型及标准型 α-地贫及 β-地贫杂合子无或仅有轻度贫血，一般称为 α 或 β 地贫基因携带者，出现明显贫

---

① 徐湘民，余艳红. 地中海贫血的产前诊断［J］. 中国妇产科杂志，2012，47（2）：81.
② 根据维基百科"地中海贫血"词条翻译。

血症状者称为地贫患者。

二、在我国的发展历程

1925 年，国际上 Cooley 和 Lee 首先描述出地贫。而 1940 年，我国广州报告地贫 3 例，北京协和大学报告 1 例[1]。从时间上看，我国地贫首次报告时间较早。血液学家郁知非与人合作，于 1960 年在浙江发现了地贫，于 1964 年在国内首先发现血红蛋白 H 和 Bart's，并于 1977 年在华中发现血红蛋白 E。

在国际上，我国地贫研究起步相对晚，代表性工作是 20 世纪 80 年代中期完成的全国 20 个省（区、市）的 90 万人的大规模血红蛋白病调查，通过此项研究基本上阐明了中国南方是地贫高发区的事实，为随后的进一步研究和临床应用奠定了基础。此后，曾溢滔、吴冠芸和张基增等一直追踪国际前沿，将分子生物学与临床医学相结合，开展地贫的分子病理学基础和产前诊断技术应用的研究，阐明了中国人 α-地贫和 β-地贫的突变谱，并于 1985 年首先成功地对已生育过重型地贫患儿的高风险家庭进行了产前基因诊断。随后于 20 世纪 80 年代末又开展了对 β-地贫的产前诊断，α-地贫和 β-地贫的产前基因诊断是我国医学领域最早采用现代遗传学技术的应用成果之一。自 20 世纪 90 年代以来，我国在地贫领域的研究主要集中在我国南方高发区人群的分子流行病学、少见突变的鉴定和分子诊断新技术的研发，其中广西和广东这两个地贫发生率最高的省级行政区的疾病基因频率、详细的基因突变谱和人群分布的基础资料已被研究阐明。我国已基本具备了自主研发的可满足人群筛查和产前诊断需要的与国际同步发展的先进分子诊断技术。在上述研究背景下，国内学者从 1993 年开始在国内率先开展了基于医院水平的前瞻性地贫预防模式研究并推广到多家医院，并于 1998 年开始在广东省珠海市这一行政区

---

① 叶向化．我国的地贫症 [J]．铁道医学，1980（09）．

探索了基于社区水平的大规模人群预防计划实施的试点，取得了一些成功的经验。此外，由于经济发展水平和技术资源先进，我国台湾省和香港特别行政区已先于中国内地在 20 世纪 80 年代开始即开展了大规模地贫人群预防计划，并取得了显著的疾病控制效果。广西南宁市在 2005 年也开始了农村地区的地贫人群预防计划并已取得初步的成效。2012 年国家卫计委开始在地贫高发区实施"地贫防控试点"项目，目前项目地区已实现广西、贵州、云南、江西等 10 个高发省（区）全覆盖，有效减少了重型地贫儿出生。

三、病因、诊断及相关特征

地贫主要是由珠蛋白链不平衡所致，根据 α 和 β 链数量不平衡程度可将地贫分为以下三类。

（一）地贫基因携带者

在 α-地贫和 β-地贫人群中，绝大部分只具有地贫特征，也称之为地贫基因携带者，此类个体无明显的临床症状，其智力、寿命和生长发育基本都不受到影响。其中 α-地贫携带者主要有两类：（1）静止型 α-地贫，该类型多为 $α^+$ 地贫杂合子，仅一条染色体上的一个 α 基因发生缺失或缺陷（$-α/αα$ 或 $αα^T/αα$ 或 $α^Tα/αα$），α 链的合成受到部分抑制。由于只有一个 α 基因发生缺失或突变，该类个体在临床上无症状、血液学无阳性表型、红细胞形态可无明显异常，除少数血液学红细胞指标可能有阳性发现外，这类个体和健康人无异。临床上通常难以发现，一般的血液学筛查也难以检查出来，只是在出生时其脐带血中含有 1%~2% 的 Hb Bart's，但 3 个月后即消失。静止型 α-地贫为无症状个体，一般需做基因分析才能检查出来，但若和 $α^0$-地贫杂合子通婚后则有可能生育较严重的 Hb H 病患儿。（2）轻型 α-地贫，也称 α-地贫特征，包括 $α^0$ 地贫杂合子（$--/αα$）和

α^+地贫纯合子或双重杂合子（$-\alpha/-\alpha$ 或$-\alpha/\alpha^T\alpha$），每条染色体上各有 1 个 α 基因发生了缺失或缺陷。该类地贫携带者由于还有 2 个 α 基因保持合成 α 珠蛋白链的功能，临床上表现为无症状携带者。出生时脐血中含有 5%～10% 的 Hb Bart's；实验室血液学筛查表现为典型的小细胞低色素症（MCV<80fl 和/或 MCH<27pg），儿童和成人 Hb A2 水平降低或正常。如前所述，某些非缺失型 α-地贫杂合子（如 $\alpha^{CS}\alpha/\alpha\alpha$、$\alpha^{QS}\alpha/\alpha\alpha$）虽然定义为 α^+ 地贫，但可表现为轻型 α-地贫表型。

β-地贫基因携带者也分为 β^+ 和 β^0（见第一章第三节第三主题）杂合子两类，患者基因型主要为（β^+/N）或（β^0/N）杂合子，此外还有少数其他类型的地贫如（δ/N）也可为类似表型。由于有一个正常的 β 基因能合成相当数量的 β 珠蛋白链，因此这两类地贫携带者跟 α^0 一样，通常无贫血症状或轻度贫血，同时 Hb A2（$\alpha2\delta2$）或 Hb F（$\alpha2\gamma2$）会增高，脾不大或轻度肿大，病程境况良好，能存活至老年。实验室检查表现为成熟红细胞有轻度形态改变；血液学筛查表现为典型的小细胞低色素贫血特征（MCV<80fl 和/或 MCH<27pg），血红蛋白电泳显示 Hb A2 含量增高，Hb F 含量正常或轻度升高。其中 α^0、β^+ 和 β^0 在幼儿、孕妇期易误诊为缺铁性贫血，需与之区别。

（二）中间型地贫（Hb H 病和中间型 β-地贫）

中间型地贫包括 Hb H 病和中间型 β-地贫两类。该型地贫的表型轻重不一，贫血程度有很大的差异。轻者只有轻度的地贫表征，没有明显的临床症状；重者则需要定期输血，出现肝脾肿大等明显的地贫特征。其中中间型 α-地贫又称血红蛋白 H 病（Hb H 病），此类病人主要是由于 4 个 α 基因中有 3 个都发生了缺陷（基因型为$--/-\alpha$ 或$--/\alpha^T\alpha$），α 链的合成量严重降低，多余的 β 链聚合为 β 四聚体（Hb H），β 四聚体易分解为游离的 β 链并沉积聚集形成 H 包涵体，使红细胞受损导致慢性溶血性贫血；

但也有部分 Hb H 病人为 Hb CS 或 Hb QS 纯合子（$\alpha^{CS}\alpha/\alpha^{CS}\alpha$、$\alpha^{QS}\alpha/\alpha^{QS}\alpha$）或双重杂合子（$\alpha^{QS}\alpha/\alpha^{CS}\alpha$），此类突变由于累及功能较强的 α^2 基因，其产生的异常肽链对红细胞也有较强的破坏作用而导致慢性溶血性贫血。该类地贫出生时无明显症状，婴儿期以后逐渐出现贫血、临床症状差异很大，部分血红蛋白折基线水平低于 70g/L，终生依赖输血，部分仅有轻度贫血。起病越早贫血越重，随年龄增大出现肝脾肿大和地贫面容，如果合并呼吸道感染或服用氧化性药物等可诱发急性溶血而加重贫血，甚至发生溶血危象。实验室血象检测表现为典型的小细胞低色素贫血特征，血红蛋白分析表现为 Hb A2 和 Hb F 含量正常或稍低，呈现出典型的 Hb H 带，脐血样品中可检测到 5%~30% 的 Hb Bart's。

而中间型 β-地贫的表型变化范围大，其分子基础也相当复杂，具有很大的遗传异质性，基因缺陷主要为 β^+-地贫纯合子或（β^+/β^0）双重杂合子和 β-地贫复合 HPFH 或 δβ-地贫。发病的严重程度与 β 链合成量的多少密切相关，其临床表现介于轻型和重型之间的中度贫血，多在 2 岁以后发病，贫血程度不一，小细胞低色素贫血，血红蛋白维持在 70~100g/L，红细胞形态异常，HbF 含量约为 40%~80%，Hb A2 含量正常或增高，随着年龄的增大逐渐脾脏轻或中度肿大，可有黄疸，不同程度的骨骼改变，性发育迟缓，不依赖定期输血。

地贫患者中，中间型地贫最多，其中 90% 以上是 Hb H 病，是临床医生为患者制订治疗方案时最难应对的群体，大多数患者儿童时期不依赖输血，但随年龄增长出现并发症后就转为输血依赖。对中间型地贫患者的伤害不仅仅是贫血，伤害更大的是长期的过度的无效的造血，无效造血带来的并发症往往是不可逆的。

（三）重型地贫（重型 α-地贫和重型 β-地贫）

重型地贫包括重型 α-地贫和重型 β-地贫。重型 α-地贫又称为 Hb

Bart's 胎儿水肿综合征，是由于父母双方都为 α^0 型（α 基因单倍体上两个 α 基因都缺失，记为 - -/$\alpha\alpha$）地贫携带者，患儿遗传了父母各自缺陷的染色体，致使四个 α 基因都发生了缺失，其基因型为（- -/- -），此时多余的 γ 链聚合成 $\gamma4$（即 Hb Bart's），通过血红蛋白分析可检出 Hb Bart's 组分。Hb Bart's 胎儿水肿综合征为致死性血液病，受累胎儿由于严重贫血、缺氧常于妊娠 30~40 周时在宫内或娩后半小时内死亡。胎儿呈重度贫血、黄疸、全身水肿、肝脾肿大、发育不良、四肢短小，出现胎儿大小甚至比胎儿还大的巨大胎盘为该病典型特征之一。血红蛋白检测几乎全是 Hb Bart's 或有少量的 Hb H、Hb Poland，而无 Hb A、Hb A2 和 Hb F，在 10 周后可通过 B 超进行诊断。

重型 β-地贫又称 Cooley 贫血，其父母双方都为 β-地贫基因（β^0 或 β^+）携带者，患儿遗传了父母各自携带 β^0 或 β^+ 缺陷的染色体，致使患儿基因型为 β^0 纯合子或 $\beta^0\beta^+$ 双重杂合子（β^0/β^0 或 β^0/β^+）。胎儿期表达的 γ 链在出生后自动关闭，而 β 链合成障碍导致成人 Hb A 减少，过剩的 α 链沉积在红细胞上引起严重的溶血反应，同时与代偿性生成的 γ 链形成 $\alpha2\gamma2$（Hb F），致使 Hb F 升高。临床表现（β^0/β^0）一般比（β^0/β^+）重。重型 β-地贫患儿出生时无临床症状表现，通常在 3~6 个月开始出现症状，发病年龄范围为 2 个月至 3 岁，一般发病年龄越早，病情越严重。如不加以治疗，患儿多于 5 岁前死亡。发病过程呈慢性进行性贫血，伴有轻度黄疸，肝脾肿大，发育不良，并具有典型的地贫特殊面容。患儿常并发支气管炎或肺炎，当并发有含铁血黄素沉着时，因过多的铁沉着而引起心脏、肝、胰腺、脑垂体等脏器的损害，其中最严重的是心肌损害而导致心力衰竭，这是导致患儿死亡的重要原因之一。实验室检查呈典型的小细胞低色素性贫血（MCV<80fl 和/或 MCH<27pg；MCHC<32%）；Hb F 含量明显增高（大多>40%），这是诊断重型 β-地贫的重要依据；网织红细胞正常或增高；X 片可见颅骨骨板变薄，骨皮质间出现放射状骨刺。

四、发病率与基因携带率

我国地贫发病率以南部最高，北方地区发病率较低。2017 年，一项 Meta 分析结果显示，中国内地 α-地贫发病率为 7.88%，β-地贫发病率为 2.21%，αβ-复合地贫发病率为 0.48%[①]。广东、广西、海南地区人群中地贫发病率高达 9.2%~24.07%，其中 α-地贫发生率高达 6.18%~15.35%，β-地贫发生率约为 2.77%~6.64%，αβ 复合地贫 0.25%~2.08%[②]。发病率远远高于其他省份（香港 8.4%、台湾 5.5%、四川 4.1%、江西 2.7%)[③]，2017—2019 年重型 α-地贫和重型 β-地贫依然排在广西重大出生缺陷发生率的第二位（8.36/万）和第四位（5.32/万）。

我国地贫基因携带率重灾区同样集中在长江以南省份，主要分布在广东、广西、福建、江西、湖南、海南、重庆、四川、云南和贵州这 10 个省（区、市）。其中，广东和广西地贫基因携带者最为集中。贵州、海南等多民族省份，少数民族中地贫基因携带率高于汉族，据贵州省地贫流行病学特征分析，各民族中，布依族地贫基因携带率为 18.47%，苗族 15.73%，水族 11.21%，瑶族 16.88%，仡佬族 14.86%，壮族 17.82%，土家族 11.74%，汉族 8.31%，少数民族地贫基因携带率高于汉族[④]。在海南，据研究显示，黎族的地贫基因携带率高达 65.27%[⑤]。另

① LAI K, HUANG G, SU L, et al. The prevalence of thalassemia in mainland China: evidence from epidemiological surveys [J]. Sci Rep, 2017, 7 (1): 920.

② ZHAO P, WENG R, WU H. Molecular Spectrum of alpha-and beta-Thalassemia Mutations in a Large Ethnic Hakka Population in Southern China [J]. Hemoglobin, 2018, 42 (2): 117-121.

③ Xiong F, Sun M, Zhang X, et al. Molecular epidemiological survey of haemoglobinopathies in the Guangxi Zhuang Autonomous Region of southern China [J]. Clin Genet, 2010, 78 (2): 139 – 148.

④ 龙圆圆，杨宇航，陈艳，等. 贵州省地中海贫血分子流行病学特征分析 [C] // 第二十三次全国儿科中西医结合学术会议.

⑤ Yao H, Chen X, Lin L, et al. The spectrum of α- and β-thalassemia mutations of the Li people in Hainan Province of China [J]. Blood Cells Molecules & Diseases, 2014, 53 (1-2): 16-20.

外，于丝绸之路沿途的陕西、甘肃和新疆等省（区）零散分布[①]。港澳台地区也有地贫分布[②]：中国香港卫生署 2017 年发布数据显示本港地贫基因携带率为 12.5%；2008 年一份调查结果显示，中国台湾 5% 是地贫基因携带者[③]。

五、预防与控制

预防和控制是干预地贫的关键环节和重要措施。地贫的防控主要采取三级预防策略。具体来说，就是筛查人群基因携带者、婚前筛查检测、对高危人群妊娠产前诊断的综合干预服务，这也是目前国际社会公认的防治地贫的首选措施。但基于各地区经济发展水平及国情的不同，具体实施上大致可分为两种模式：

第一种是基于社区人群的大规模群体筛查（针对某一高发地区的全体居民、婚前人群或学校学生等）：人群筛查→检出携带者→对高危人群进行遗传咨询→对高危孕妇进行产前诊断。现普遍认为这种基于社区的人群筛查是最理想的预防模式。此种模式下人群筛查的覆盖范围广泛，能最大限度提高携带者检出率，所需求的实验室检测项目数最少，患者对生育的选择范围较大。但由于筛查人群基数大，对医疗资源、实验室及专业技术人员的需求相对较高。此种模式以塞浦路斯、意大利等国家为代表。

第二种是基于医院的群体预防模式，主要是以医院为中心进行携带者筛查（孕前/产前），其目标人群为来院例行产检的孕妇或孕前人群。根据地贫筛查指南，孕前夫妇双方应接受血常规检查，呈阳性后进行血红蛋白电泳复筛，再度阳性后进行地贫基因诊断，若双方为不同型携带者或仅一

---

① Zeng YT, &Hunag SZ. Disorders of Haemoglobin in China. J Med Genet, 1987, 24（10）：578-583.

② 澳门地区可寻资料和数据有限，未查找到可用数据。

③ Chern et al, 2008. β-Thalassemia Major Births After National Screening Program in Taiwan.

方携带地贫基因，则可正常妊娠，否则需根据孕周的阶段接受对应的介入性产前诊断，以取得胎儿DNA进行分子检测，得出最终确诊结果。该预防模式是以在有条件的医院范围内杜绝重症地贫儿出生为目标实施干预，可操作性较强，更具有针对性和实效性，既经济又易推广实施，但不足的是其服务的人群对象较为有限。这种模式以中国香港、泰国、印度、埃及等国家和地区为代表。

当然，人群筛查并不是唯一有效的预防措施：在有近亲婚配传统的地区（如巴基斯坦）或是携带者频率低的区域（如葡萄牙），基于家庭的人群筛查则是更为有效而经济的一种方法。具体到某一个国家或地区，选择采用哪种预防策略受经济、医疗、社会、法律等多方因素的影响和限制，因此必须寻找出适合本地区且行之有效的疾病预防策略。

表1 不同地区地贫预防模式列表

国家/地区	筛查对象	产前诊断	选择性流产	实施效果	参考文献
意大利	婚前人群/学校学生	是	是	重型患儿出生率降低90%（从1：250降至1：4000）	Clin Genet, 1989, 36：277-285；Obstet Gynecol Clin North Am, 2002, 29：305-328
塞浦路斯	婚前人群	是	是	重型患儿出生率降低98%以上	Lancet, 1981, 1：369-371；Med Law, 2007, 26：291-307
加拿大	孕前人群/孕妇	是	是	医院内杜绝重症患儿出生	J Obstet Gynaecol Can, 2008, 30：950-71
以色列	风险社区人群	是	是	无重型患儿出生（除拒绝产前诊断或流产）	Department of Community, Genetics 2009
伊朗	婚前人群	是（孕早绒毛穿刺）	否（120天内可）	重型患儿出生率降低93%	BMJ, 2004, 329：1134-1137
印度	孕妇	是	是	医院内杜绝重症患儿出生	Genet Test, 2008, 12：181-5

续表

国家/地区	筛查对象	产前诊断	选择性流产	实施效果	参考文献
泰国	产前胎儿脐血	是	是	医院内杜绝重症患儿出生	Prenat Diagn, 2000, 20：229-34
斯里兰卡	重症患者亲属	否	否	—	Ceylon Med J, 2000, 45：12-6
中国香港	孕前人群/孕妇	是	是	医院内杜绝重症患儿出生	N Engl J Med, 1997, 336：1298-301；Pediatr Hematol Oncol, 1998, 15：249-54

在我国，为了地贫防治工作更好地推进，2010 年以来地贫高发省（区、市）开展专项计划。以广西为例，2010 年，广西发布《广西壮族自治区地中海贫血防治计划》，按照地贫防治工作与免费婚检工作相结合原则，合理利用卫生资源，建立地贫防治技术网络；建立 3 所自治区级地贫产前诊断中心，在各市建立一所市级地贫产前诊断分中心，各县（市、区）根据需要建立 1~2 所覆盖辖区所有乡、村的地贫初筛实验室，形成完善的地贫筛查、诊断网络，满足地贫防治工作的需要①。该计划的实施使广西的婚检率得到大幅提升，达到 99.14%，连续 5 年婚检率排在全国首位，广西壮族自治区重型地贫患儿出生率大幅度下降，部分地区已实现"零出生"。2019 年，广西进一步印发了《广西地中海贫血防治三年行动计划（2019—2021 年）的通知》，为婚育人群提供免费地贫初筛、初筛阳性夫妇免费复筛、双阳夫妇免费基因诊断、高风险孕妇免费产前诊断、重症地贫胎儿免费医学干预共五项免费地中海贫血防控技术服务②，使地贫防控取得卓越成绩。

---

① 广西壮族自治区人民政府办公厅关于印发《地中海贫血防治计划》的通知（桂政办发〔2010〕98 号）。

② 广西壮族自治区人民政府办公厅关于印发《广西地中海贫血防治三年行动计划（2019—2021 年）的通知》（桂政办发〔2019〕44 号）。

六、治疗方法

目前，地贫治疗主要有两类。第一类是主要方法：规范性长期输血和铁螯合治疗。输血是为了维持血红蛋白浓度接近正常水平，保障集体携氧能力，抑制自身骨髓产生的缺陷红细胞，而输血会造成铁在体内沉积出现铁过载的情况，所以要在输血的同时进行去铁治疗。第二类是根治方法：包括 HLA 相合的造血干细胞移植等。

（一）红细胞输注

输血是治疗地贫的主要措施，最好输入滤白细胞红细胞，以避免输血反应。重型 β 地贫应从早期开始给予中、高量输血，以使患儿生长发育接近正常和防止骨骼病变。其方法是：先连续输注红细胞，使患儿血红蛋白含量达 120~150g/L；然后每隔 2~4 周输注红细胞 1 单位/10kg 体重，使患者输血前血红蛋白含量维持在 90~105g/L 以上。

（二）铁螯合剂

常用的铁螯合药物包括去铁酮、去铁胺、地拉罗司。

去铁胺可以增加铁从尿液和粪便排出，但不能阻止胃肠道对铁的吸收。通常在规则输注红细胞 1 年或 10~20 单位后进行铁负荷评估，如有铁超负荷则开始应用铁螯合剂。去铁胺，每天 500mg/10kg 体重，连续皮下注射 8 小时以上，或加入等渗葡萄糖液中静滴；每周 5~7 天，长期应用。不能加入红细胞悬液中输注。去铁胺副作用不大，偶见过敏反应，长期使用偶可致白内障和长骨发育障碍，剂量过大可引起视力和听觉减退。

去铁酮是口服型铁螯合剂，这种去铁剂仅需每日口服三次就可达到良好的去铁效果。因其有电中性、亲脂性以及小分子量等特点，易在肠胃道吸收，同时能够穿透组织细胞膜，以 3∶1 的形式螯合细胞内铁，并在口服

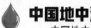

0.2~2 小时内达到最大血浆浓度。临床试验证实去铁酮可有效促进铁排除，阻止输血依赖的地中海贫血患者血清铁负荷的蓄积。但其生物转化率较高，约 80% 的口服剂量在肝脏被 UDP-葡糖醛酸转移酶代谢失活，致使体内半衰期只有 2~3 小时，需大剂量服用才能达到效果。然而大剂量服用也可能导致不良反应，如肠胃反应、关节病、可逆性粒细胞缺乏症等。

地拉罗司是口服型活性螯合剂，在欧洲被推荐作为 6 岁以上地中海贫血铁过载患者的一线用药，需要长期输血人士对应身体重量，初期建议每日服用 20mg/kg 剂量的地拉罗司，视血清铁蛋白指标的改善情况，患者可能需要调校或增加服用地拉罗司的剂量，一般会以 5mg/kg 或 10mg/kg 为单位作剂量调升，但服用总剂量不应超过每日 40mg/kg。相对于去铁酮和地拉罗司的单独用药，联合使用能更有效降低铁蛋白水平。

（三）造血干细胞移植

造血干细胞移植目前被认为是能够治愈地贫的唯一方案。造血干细胞根据采取来源分为骨髓造血干细胞、外周血干细胞、脐带血干细胞。HLA 全相合供者可以给患者提供稳定、持续的植入，国内许多条件成熟的医院开展了以父母为主要供者的半相合造血干细胞移植，也取得较好的疗效。但造血干细胞移植后远期的内分泌腺功能紊乱如甲状腺功能紊乱、性腺损伤、血糖异常，以及移植出现的排异等症状等仍待解决。

除此之外，还包括基因方面的治疗手段。一是基因活化治疗。近年来，国内外已应用化学药物以刺激 γ 珠蛋白基因表达或减少 α 基因表达，以改善 β-地贫的症状。已用于临床的药物有羟（经）基脲、5-氮杂胞苷（5~AZC）、阿糖胞苷、马利兰、异烟肼等，目前在法国、希腊等欧美国家已经有成功案例。中国内地有医学团队探索以中药益髓生血颗粒治疗地贫（α-地贫和 β-地贫）取得疗效。近年来，沙利度胺用于治疗 β-地贫的临床研究也有不少报道，尽管取得疗效，但其适用人群、不良反应和用药期限有待进一步观察。

二是基因编辑疗法。基因编辑疗法通过基因编辑技术基因修饰来自患者自体的造血干细胞,通过提升胎儿血红蛋白的表达来治疗疾病。2020 年的诺贝尔化学奖颁给了两位研究生物化学的科学家,以表彰她们对新一代基因编辑技术开发及分子机制研究所作出的贡献。随着细胞和基因治疗在科研领域取得重要进展,更多基因药物将进入临床阶段,为地中海贫血的治疗带来新希望。2021 年 1 月,博雅辑因的 CRISPR/Cas9 基因修饰 BCL11A 红系增强子的自体 CD34+ 造血干祖细胞注射液的临床试验申请获得国家药品监督管理局批准,成为国内首个获国家药监局批准开展临床试验的基因编辑疗法产品和造血干细胞产品。上海邦耀生物科技有限公司与中南大学湘雅医院和解放军 923 医院合作开展的经基因编辑的自体造血干细胞移植治疗重型 β 地中海贫血的临床研究,取得初步成效。

七、关于国际地贫日

世界地中海贫血日(International Thalassaemia Day, ITD),简称世界地贫日,设在每年的 5 月 8 日,由国际地中海贫血联合会(简称国际地贫联盟,Thalassaemia International Federation, TIF)于 1994 年发起设立,旨在纪念已故的地中海贫血及其他血红蛋白病患者,鼓励地贫患者及其家属与该疾病积极斗争,提高公众对地贫的广泛关注和普遍认知,增强地贫防控意识,消除对地贫及其他遗传性疾病的歧视。

为积极响应国际地贫联盟的倡导,进一步加强地贫防治宣传教育,自 2012 年起,中国广东、广西等地贫高发省(区)以"世界地贫日"为契机,陆续组织开展世界地贫日主题宣传、科普等系列活动。近年来,在中国政府推动下的"世界地贫日"主题宣传活动在南方 10 个地贫高发省(区、市)持续开展,为地贫防治工作营造了良好社会氛围。

2018 年 5 月 8 日第 25 个"世界地贫日",国家卫健委妇幼健康司印发

《关于开展 2018 年世界地贫日主题宣传活动的通知》，活动主题定为："防治地贫，健康脱贫"，在福建、江西、湖南、广东、广西、海南、重庆、四川、贵州、云南 10 个地贫高发省（区、市）开展"世界地贫日"主题宣传活动。同期，在广西南宁举办现场主题宣传活动，进一步加强地贫防治宣传教育，促进防控知识普及和措施落实，助力健康扶贫和健康中国建设。

2019 年 5 月 8 日第 26 个"世界地贫日"，国家卫生健康委妇幼健康司在广州市举办 2019 年"世界地贫日"，现场主题宣传活动。活动主题定为："防治地贫，认知先行"，并首次发布地贫防治核心信息及健康教育知识要点，宣传活动在福建等全国 10 个地贫高发省（区、市）同步开展。

2020 年 5 月 8 日第 27 个"世界地贫日"，受疫情影响，活动以互联网宣传为主，主题定为："地贫防控，从婚前孕前开始"，旨在强调预防为主、共建共享防控策略和工作方针，宣传地贫一级预防措施的积极作用和重要意义，引导公众强化个人健康意识和责任，科学认知地贫，有效防控地贫。

专题二：关于地贫蓝皮书研究缘起

一、研究背景

（一）地贫遗传负荷严重影响我国人口质量

由于基因携带率高、人口基数大，同类型地贫携带者婚配可使下一代有 1/4 的机会罹患重型地贫，这类遗传病成为我国南方人口出生缺陷的重大公共卫生问题之一。因此，预防地贫是中国南方地贫高发区减少出生缺陷的战略需求。调查数据显示，广东省育龄人群地贫基因携带率为 16.8%，以 2019 年广东省常住人口 11521.00 万人计算，地贫基因携带者高达约 1935 万人。而广西壮族自治区则是我国南方地贫发生率最高的省级行政区，是本地区主要的出生缺陷之一，地贫的基因携带率超过 20%，意味着人群中每 4~5 人就有 1 个为地贫缺陷基因携带者，每 55 个家庭就有 1 个有重症地贫出生风险，若没有严格的防控措施，每出生 200~250 个胎儿就有 1 个重症地贫（包括 Hb H 病）患儿。

在身体素质方面，地贫患者的平均预期寿命更短，死亡率比正常人高，而且患者的平均身高和体重都明显低于正常水平。地贫患者，特别是重型地贫患者常常需要家人的照料，给家人带来负担，而且患者的医疗支出也给家庭造成沉重的经济负担。地贫患者身体素质差，需要占用更多的医疗资源，给整个社会带来医疗负担。

在文化素质方面，重型地贫患者由于身体原因难以接受正常持续的教育，平均受教育年限短，他们的文化水平偏低，掌握的劳动技能不够，难以满足市场上的就业需求。

因此，对于地贫人群防治工作的重要性不言而喻。在未来几年内，如果不对地贫的发病情况进行控制，将会给社会带来严重的人力资本损失。提高人口素质，特别是提高出生人口的素质非常重要，所以应大力加强社会宣教、遗传咨询、产前诊断等医疗保健服务。

（二）地贫为社会经济带来沉重负担

随着社会经济环境的变化与发展，地贫患者群体的治疗和经济负担问题被广泛关注。地贫患者的平均预期寿命较短，死亡率比正常人高，而且患者的平均身高和体重都明显低于正常水平。针对重型地贫的治疗，目前主要有定期输血加去铁治疗的保守治疗，以及造血干细胞移植两种治疗方法。

采取输血加去铁治疗的重型地贫患者寿命可延续到 40 岁至 50 岁，假如患者可以存活到 50 岁，0~20 岁每年输血去铁治疗费用平均 6 万元/年，20~50 岁输血去铁治疗费用平均 11.43 万元/年，每次输血去铁治疗检查费 200 元，终生治疗费用约为 400 万至 700 万元。按目前全国有 1.5 万名重型地贫患者计算，需要 720 亿元，每年造成的经济损失超过 14 亿元。

造血干细胞移植的平均医疗费用约为 40 万至 50 万元，但仍存在 5% 左右的死亡风险。假如所有患者都可以做移植治疗，按照目前全国有 1.5 万名重型地贫患者计算，需要总治疗费用为 60 亿元。

高额的治疗费用使普通家庭难以承受，不少患儿因贫困无法接受规范化治疗，没能活到 15 岁，能长期存活的地贫患儿也因此被称为"百万宝贝""千万宝贝"。

据医疗专家介绍，以上仅为重型地贫患者的治疗费用，其实很多中间型地贫到成年后也需要输血和排铁治疗，全国所有中间型地贫患者所需的医疗费用可高达数千亿元，不仅对患者家庭造成巨大的经济压力，也会给社会造成巨大的医疗资源和资金负担。

从经济效应上看，地贫的治疗周期长，总体费用高，重型地贫患者由于身体原因难以接受正常持续的教育，难以就业创收，为家庭带来沉重的经济负担。

区域社会经济背景与地贫的发病情况有相互影响的作用，在社会经济发展水平低下的地区，因财力有限，政府和社会对地中海贫血的医疗投入不够，人口卫生资源不足，地贫患者生活更加艰难，因病致贫、因贫致病的现象比较突出，这进一步限制了患者身体素质和文化素质的提高，限制经济发展，造成恶性循环。

（三）地贫防治逐步纳入政府治理日程

2012 年，国务院关于印发《卫生事业发展"十二五"规划》的通知中，明确指出到 2015 年，新生儿遗传代谢性疾病筛查覆盖率达到 70%。加强地贫防控。加强儿童保健服务和管理，着力改善儿童健康状况①。

2017 年，国务院关于印发《"十三五"卫生与健康规划》的通知中，进一步明确出生缺陷综合防治内容包括：农村夫妇免费孕前优生健康检查、增补叶酸预防神经管缺陷、孕期唐氏综合征产前筛查和产前诊断、新生儿疾病筛查、地贫防控、先天性心脏病防治，并明确由国家卫生计生委、财政部负责②。

2019 年，为落实党中央、国务院关于打赢脱贫攻坚战的决策部署，国家卫生健康委、民政部、国务院扶贫办、国家医保局联合印发《关于进一

---

① 国务院关于印发《卫生事业发展"十二五"规划》的通知（国发〔2012〕57 号）。
② 国务院关于印发《"十三五"卫生与健康规划》的通知（国发〔2016〕77 号）。

步加强农村贫困人口大病专项救治工作的通知》，对开展农村贫困人口大病专项救治工作作出部署。要求 2018 年，各地要在已开展的大病专项救治基础上，增加地中海贫血、肺癌、肝癌、乳腺癌、宫颈癌、急性心肌梗死、白内障、尘肺、神经母细胞瘤、儿童淋巴瘤、骨肉瘤、血友病等作为专项救治病种①。2019 年，农村贫困人口大病专项救治病种数量增加到 25 种。2020 年 4 月，国家卫生健康委、民政部、国务院扶贫办、国家医保局联合发布《关于进一步扩大农村贫困人口大病专项救治病种范围的通知》，农村贫困人口大病专项救治病种新增膀胱癌、卵巢癌、肾癌、重性精神疾病及风湿性心脏病②，将病种扩大到 30 种。随着我国持续深入推进农村贫困人口大病专项救治工作，已有效完善了相关病种医疗救治需求，减轻了农村贫困人口的医疗负担。

（四）通过有效防治可以实现重型地贫新生儿零出生

开展地贫防控时间早的国家，已实现重度地贫患儿的零出生。例如，塞浦路斯作为地中海地贫高发带上的一个国家，早在 1973 年，塞浦路斯已经开始在国内实施地中海防控项目③，对本国地贫问题进行干预。20 年前，仅有 85 万人口的塞浦路斯，每年有 300 多个重型地贫患儿出生；在实行有效婚检和产前筛查与诊断后，地贫防控效果显著，目前塞浦路斯实现了重型地贫新生儿的零出生。再以意大利为例，该国早在 20 世纪 80 年代开始实施地贫防控政策，现已基本实现重型地贫患儿的零出生。

---

① 《关于进一步加强农村贫困人口大病专项救治工作的通知》（国卫办医函〔2018〕830 号）。
② 《关于进一步扩大农村贫困人口大病专项救治病种范围的通知》（国卫办医函〔2020〕338 号）。
③ Policies on Thalassemia across the world，http://www.letshelpsome1.org/517-2/

二、研究意义与目的

(一) 现实意义：为政府和社会组织开展救助提供借鉴

通过详细的问卷调查和实地调研，更加全面地了解地贫预防、治疗、医疗保障、社会救助和支持方面的状况，发现地贫患者及其家庭面临的困难，各地在地贫防治工作上的挑战与经验，为民政、卫健等相关部门的科学决策提供参考依据及经验借鉴，以及为北京天使妈妈慈善基金会在内的各类社会组织开展救助工作提供支持及参考。

(二) 政策意义：为地贫医疗和救助政策提供依据

了解我国在地贫预防、治疗、医疗保障和救助、社会支持方面的状况，以及随着我国在政策上加大对地贫患者的保障力度，了解各地现行政策落实情况，为国家医疗保障和救助政策的出台和修订提供依据及参考。

(三) 学术意义：为国内地贫社会学研究提供参考

在全国范围内，对于重度地贫患者整体情况的研究几乎为空白。主要原因在于重度地贫患者群体总体少，分布呈现地域性，社会和政府对该群体重视程度仍显不足。2015 年发布的第一版《中国地贫蓝皮书》在很大程度上弥补了学术研究上的空白，更新了我国地贫患者的数据及真实生活状况。因此，再版的 2020 版《中国地贫蓝皮书》将继续为我们地贫社会学研究提供有价值的参考。

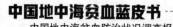
三、研究方法与数据来源

（一）研究方法

本次评估采用了定性与定量相结合的方法。对于通过桌面研究、访谈及问卷得到的数据及文本信息进行归纳分析；对于通过问卷获得的数据，采用 Excel、Stata 等软件进行数据统计分析。

1. 文献研究法

也叫二手资料调查法，在研究过程中就相关的理论与信息通过搜集有关的各种文献资料以及痕迹留存资料，选取有用的信息。通过相关文献以及政策的梳理与分析，有助于较为全面地了解到有关现象背后的逻辑以及实际情况。

2. 问卷调查法

采用调查问卷的方式，对以地贫高发省（区、市）为重点的全国范围内的地贫患者及家长进行问卷发放，以便全方面了解地贫群体的生活及治疗情况。

3. 访谈法

根据项目信息深度，对不能采用批量式问卷调研的地贫患者及家长、地贫医疗相关工作人员、血站、妇幼、疾控等相关部门工作人员、当地社会组织社会工作人员、志愿者等以半结构式访谈形式收集信息并整理，以了解其所在专业及视角的不同意见及建议。

4. 统计法

通过对目标对象的数据收集，将资料整理，作统计学处理后再进行分析和评价，以对地贫患者的规模、范围、病症程度、各地政策与医疗报销等关系的分析研究，以了解地贫患者的经济负担、社会劳动之间的相互关系、婚检、孕期保健政策与地贫患者之间的变化规律，医保政策与病情发展的趋势。

（二）数据来源

1. 调查问卷

本次调查的地贫患者来自广西、广东、福建、海南等全国 17 个省（区、市），101 个地级市，回收有效问卷 1056 份。回收的问卷录入统计软件进行统计分析。

注：地贫患者来源于各个地区地贫治疗微信群，为能够更多地收集地贫患者的回答，因此在此次问卷样本的选取上并未设置任何限定标准，问卷所得结果不能代替任何一个群体，所得调查结果仅供参考。

2. 访谈记录

2021 年 1 月，中国地贫防治计划项目课题组分别赴广西壮族自治区南宁市、玉林市，广东省广州市、茂名市，贵州省贵阳市、遵义市，海南省海口市进行实地调研，与地贫患者及家长、当地地贫医疗专家、血站、妇幼、疾控等相关部门工作人员、当地社会组织社会工作人员、志愿者等开展面对面访谈，获得访谈记录 42 份。

专题三：我国地贫患者状况调查分析

　　本部分依据 2020 年中国地贫防治状况调查问卷（以下简称"本次调查"）的数据，从患者个人情况、家庭情况、地贫预防、患者治疗、医疗保障及救助、新冠肺炎疫情时期对患者及家庭的影响，分别对地贫患者及家庭所面临的现状进行分析和阐述。本次调查共回收有效问卷 1056 份。调查问卷采取网上公开的方式发布，填写者主要来源于部分地区自发形成的地贫患者治疗交流微信群、QQ 群。本次调查问卷所得结果，不代表任何一个群体特征，所得调查结果仅供参考。

　　本次调查主要发现包括：

　　从地贫患者情况来看，地贫患者的血型分布为 O > A > B > AB；2015 年以来新出生确诊患者人数逐年下降；在处于工作阶段的重度地贫患者中，近一半患者学历水平为初中，年收入不足 1 万元。

　　从地贫患者家庭情况来看，地贫患者父母受教育程度以小学、初中为主，父亲受教育程度略高于母亲；父母职业类型以外出务工和务农为主，父亲为家庭主要劳动力，母亲成为地贫患者主要照顾者；超 90% 的地贫家庭年收入低于 6 万元，68.12% 的地贫家庭年收入低于 3 万元；低保家庭、建档立卡贫困户家庭比例较高；地贫家庭日常支出中医疗支出占比第一，85.32% 的家庭负有债务；六成地贫患者生活起居需要看护者，其中有近八成的看护者是母亲，近三成看护者存在中重度看护负担。

从预防宣传及婚检孕前检查、孕期保健情况来看，地贫患者父母婚检率与《中国地贫蓝皮书（2015）》的调查结果相比，提升幅度不大；地贫患者父母在婚检中进行地贫基因检测的有近三成，与《中国地贫蓝皮书（2015）》的调查结果相比提高了三倍；地贫患者母亲做过孕期保健的比例超七成；近六成的地贫患者曾参加过遗传咨询与地贫知识宣传活动。

从输血治疗情况来看，地贫患者每年平均需输血 14 次，平均输血周期为 26.07 天，平均输血量为 2.79 个单位；输血医院以各省市的妇幼保健院和儿童医院为主，超半数患者的住处距离最经常去的输血地点的距离大于 15 千米；受疫情影响，血液更加紧缺，近半数的地贫患者不能每次按需求输血，主要原因是用血紧张（79%）；超六成地贫患者表示当地可以互助献血，很大程度上缓解了输血困难；广西、海南、贵州等多地区地贫患者输血费用可以报销。

从去铁治疗情况来看，近七成患者家庭距离最经常去的去铁药物获得地点的距离大于 15 千米，大部分患者在医院一次可以购买供 14~30 天使用的药物，大多数患者一个月平均需要购买 1~2 次去铁药物；近三成患者认为去铁药物的获取程度非常不便利；地贫患者所使用的去铁药物及药物组合与《中国地贫蓝皮书（2015）》的调查结果相比，在用药方面有了新选择；65.53% 的地贫患者表示去铁药物可以报销，与 2015 年的调查结果（41.6%）相比显著提升；去铁药物的报销起付线从 300~15000 元不等，报销比例从 2%~98% 不等。

从移植治疗情况来看，我国地贫造血干细胞移植技术有新突破，为更多地贫家庭带来希望，目前我国能成熟开展地贫造血干细胞移植的医院与 2015 年前相比明显增多；地贫患者的造血干细胞移植费用在 20 万元以上，费用来源主要是亲朋好友资助、社会组织资助、家庭务工务农收入等；超过一半的地贫患者移植后的巩固治疗花费可以报销；38.17% 的地贫患者准备进行造血干细胞移植治疗，近半数患者已配型成功，与 2015 年的调查结果相比，我国地贫造血干细胞移植医疗资源少，移植供者少、排期长的问题已得到显著改善。

从医疗保障情况来看，地贫患者治疗费用的主要支付方式是城乡居民基本医疗保险（原新型农村合作医疗保险），与2015年的调查结果（自费治疗）相比有了重大改善。

从医疗救助及社会支持情况来看，部分县（市、区）纳入国家地中海贫血防控试点项目及救助项目试点，输血及排铁治疗纳入当地基本医疗保险及大病医疗保险，个别地区民政部门给予地贫患者补贴，与2015年调查结果相比，进展显著；社会组织、公益机构、基金会等社会力量也纷纷向地贫患者提供经济援助、物品援助、知识培训等多种活动。

从疫情影响情况来看，疫情期间，地贫患者的地贫诊断和治疗的困难主要包括给输血治疗、去铁药物的获取、移植治疗、地贫诊断、医保报销等；超六成的地贫患者的主要困难包括工作不稳定、收入下降、外出活动不便等；超两成地贫患者有精神压力和心理方面的问题。

一、调查对象说明与基本情况

本次调查，回收有效问卷1056份。本次调查，采取网上公开的方式，填写本次调查问卷的地贫患者，主要来源于部分地区自发形成的地贫患者治疗交流微信群、QQ群，任何人自愿报名后均可以填写。为能够更多地收集地贫患者的回答，对于填写问卷的患者及其家长选取上未设置任何限定标准。

从地区分布来看，本次调查的地贫患者，来自广西、广东、福建、海南等全国17个省（区、市）的101个地级市，广西和广东问卷数据最多，70.84%患者为农村户口。填写本次调查的地贫患者中，广西（54.07%）和广东（15.44%）比例最高，其次是贵州（8.14%）、湖南（7.1%）、江西（6.25）。进一步分城乡分析，大部分地贫患者是农业户口，占比

70.83%，61.46%的地贫患者户口所在地与当前居住地一致。

表 2　地贫患者户口所在省份和当前居住地所在省份

	地贫患者户口所在省份		地贫患者当前居住地所在省份	
	频数	百分比	频数	百分比
云南	4	0.38	4	0.38
四川	4	0.38	3	0.28
安徽	3	0.28	2	0.19
广东	163	15.44	211	19.98
广西	571	54.07	545	51.61
江西	66	6.25	63	5.97
河北	0	0	1	0.09
浙江	10	0.95	13	1.23
海南	48	4.55	48	4.55
湖北	11	1.04	5	0.47
湖南	75	7.1	63	5.97
福建	11	1.04	11	1.04
贵州	86	8.14	83	7.86
辽宁	1	0.09	1	0.09
重庆	3	0.28	2	0.19
黑龙江	0	0	1	0.09

从年龄分布来看，本次调查的地贫患者，年龄均值为 8.830（标准差=5.339），最小的在 2020 年 12 月出生。从年龄组来看，大部分地贫患者年龄在 6 岁至 10 岁，占比 39.39%，其次是 0 岁至 5 岁，占比 28.03%，11 岁至 15 岁，占比 23.01%。

进一步分析地贫患者出生年份，发现主要集中在 2000 年以后，2000—2014 年呈现上升趋势，其中在 2014 年出生的患者最多，占比 10.51%，随后呈现下降趋势。

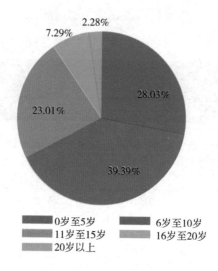

图 2　地贫患者年龄比例

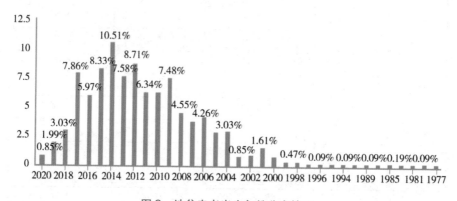

图 3　地贫患者出生年份分布情况

从患病类型来看，本次调查中，重型 β-地贫患者比例最高，达 75.95%，中间型 β-地贫 5.21%，轻型 β-地贫 2.18%。这可能由于重型地贫患者治疗需求更高，接受问卷调查的配合度更高。实际中，重型 β-地贫患儿终生需要规范的高量输血联合去铁治疗，造成沉重的家庭经济负担和社会负担，如果不进行输血治疗，生存年限大大缩短，β-地贫并发症常是导致患儿死亡的重要原因，应当引起特别关注。

（一）与正常儿童相比，地贫患儿发育明显迟缓

本次调查，考察了患者的身高和体重两项指标。根据 2009 年 6 月卫生部正式公布的《中国 7 岁以下儿童生长发育参照标准》对儿童体格发育调查结果为衡量标准，与本次调查所获得的儿童身高体重数据进行对比分析（见图 4）。

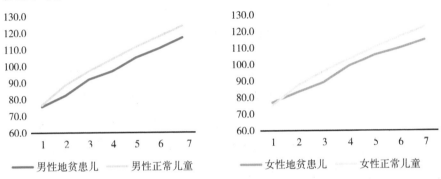

图 4　地贫患儿与正常儿童身高发育情况对比

在身高发育方面，对比国家《中国 7 岁以下儿童生长发育参照标准》，本次调查的地贫患儿身高发育与正常儿童相比有明显差距。同一年龄段的儿童，男童患者和女童患者的身高都要比正常儿童矮 5~6cm，且随着年龄增长，差距逐步扩大。

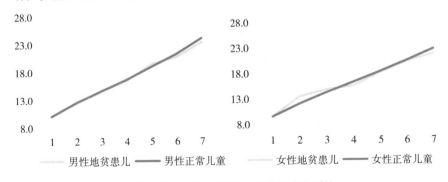

图 5　地贫患儿与正常儿童体重发育对比

在体重发育方面，对比国家《中国7岁以下儿童生长发育参照标准》，男童患者和女童患者从6岁开始差距越来越大（见图5）。

据地贫治疗专家介绍，调查中所反映出的地贫患儿在生长发育方面与正常儿童的差距是由于治疗不当造成的，如果地贫患儿从一开始就接受规范化的治疗，生长发育方面的差距会显著缩小，甚至可以完全实现与不患病儿童"零差距"。

（二）患者血型分布呈现 O>A>B>AB 的特点

输血治疗是地贫最重要的常规治疗手段之一，了解"地贫"患者的血型分布，可以为血液管理部门采集血液提供参考。从本次调查的地贫患者血型分布来看，O 型患者人数最多，占比 42.71%，A 型患者 26.52%、B 型患者 23.20%、AB 型患者 5.59%（见图6）。该比例与我国人口血型比例基本一致，血型比例分布为地贫高发省（区、市）的血液管理部门提供了依据。

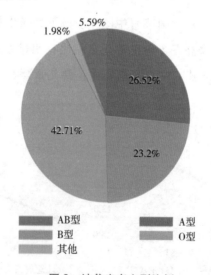

图6　地贫患者血型比例

（三）地贫患者学业和工作受到严重影响

由于地贫导致患者体质弱、因输血需要频繁往返医院等特殊情况，导致地贫患者学习和工作受到影响，地贫患者平均受教育年限短，文化水平偏低，掌握的劳动技能不够，难以满足市场上的就业需求。

从教育阶段来看，本次调查的地贫患者中，91.95%处于上学阶段。其中，小学阶段比例最高，达到45.31%；其次是幼儿园和学前班阶段，达到22.14%；未上学或辍学比例为14.93%；初中阶段比例为11.43%。详见图7。

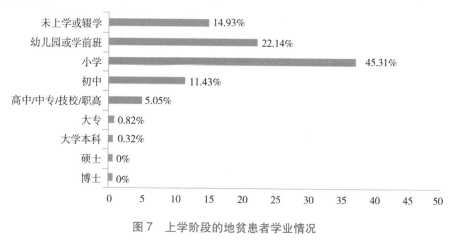

图7　上学阶段的地贫患者学业情况

进一步分析未上学或辍学的145个患者，除了未到上学年龄（48.97%）以外，最主要的原因是身体原因，占到40%，以及家庭经济困难，占到21.38%。有33.88%的患者曾因患病原因休学、辍学。详见图8。

本次调查中，有8.05%的地贫患者处于工作阶段，职业类型以外出务工为主，占比38.37%，其次是在家务农，占比15.12%，详见图9。

通过分析已参加工作的地贫患者的教育水平发现，主要学历水平以初中毕业为主，占到41.86%；其次为高中/中专/技校/职高学历，占到23.26%。在已工作地贫患者中，30.23%的患者曾因地贫休学、辍学。

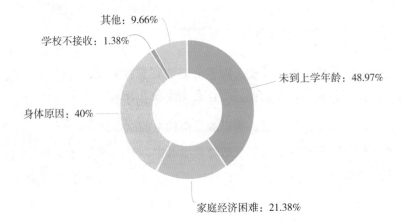

图8　地贫患者未上学或辍学原因

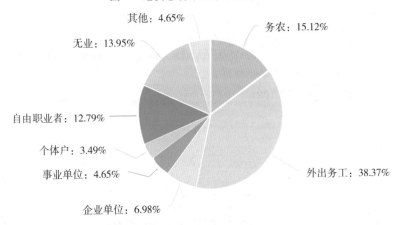

图9　工作阶段的地贫患者职业情况

　　进一步分析工作阶段的地贫患者收入水平，有50%的地贫患者年收入在1万元以下（见图11），50%的患者曾因地贫难以找到工作，51%的患者曾因地贫难以持续工作6个月以上。

二、患者家庭受教育程度、经济收入、生活水平过低，家庭负担沉重

　　家庭是地贫患者最直接、最重要的支持方，本次调查考察了患者父母

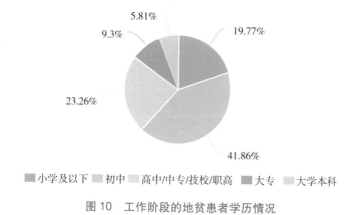

图 10　工作阶段的地贫患者学历情况

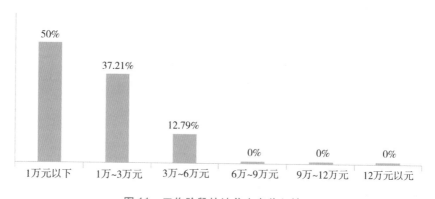

图 11　工作阶段的地贫患者收入情况

学历、职业、家庭收入、家庭主要支出和欠债等方面情况。

（一）地贫患者父母多为小学、初中文化程度，父亲受教育水平略高于母亲

本次调查中，地贫患者父母文化程度大多集中在初中及以下。其中，地贫患者父亲文化程度小学及以下占 20.08%，初中占 51.52%，高中/中专/技校/职高占 19.03%，约 7.76% 为大专学历及以上，初中及以下合并占比 71.6%（见图 12）。地贫患者母亲文化程度小学及以下占 25%，初中占 50.57%，高中/中专/技校/职高占 14.96%，大专及以上占 9%，初中及

以下合并占比 75.57%（见图 13）。

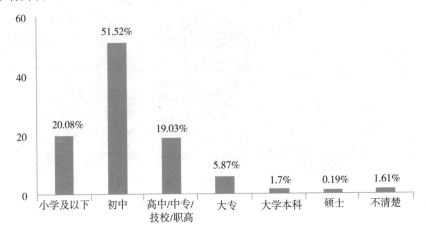

图 12　地贫患者父亲学历情况

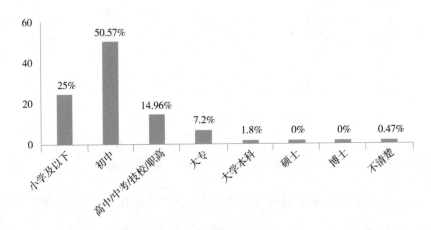

图 13　地贫患者母亲学历情况

　　可见，本次调查中的患者父亲受教育程度略高于母亲，但整体上受教育程度不高，父母受教育程度与职业、家庭收入有直接影响，地贫患者父母受教育程度普遍不高，直接导致家庭对地贫患者的经济和知识支持不容乐观。

（二）地贫患者父母职业以务农和外出务工为主

本次调查考察了地贫患者父母的职业情况，以在家务农和外出打工为主。其中，地贫患者父亲的职业类型务农占 36.84%，外出务工占 38.45%，两者合并占比高达 75.29%（见图 14）。地贫患者母亲职业类型务农占 42.52%，外出务工占 16.48%，另外母亲无业或失业人数较多，占比达到 22.63%，三项合并占比达到 81.63%（见图 15）。

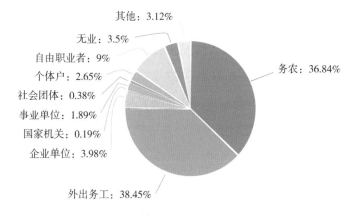

其他：3.12%
无业：3.5%
自由职业者：9%
个体户：2.65%
社会团体：0.38%
事业单位：1.89%
国家机关：0.19%
企业单位：3.98%
外出务工：38.45%
务农：36.84%

图 14　地贫患者父亲职业情况

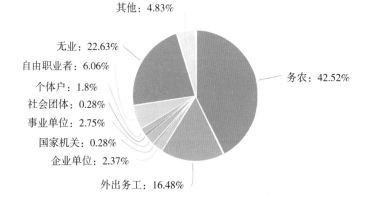

其他：4.83%
无业：22.63%
自由职业者：6.06%
个体户：1.8%
社会团体：0.28%
事业单位：2.75%
国家机关：0.28%
企业单位：2.37%
外出务工：16.48%
务农：42.52%

图 15　地贫患者母亲职业情况

可见，地贫患者父母的职业类型具有较强的一致性，但是母亲无业或失业的占比较高。实地调研和入户访谈中我们发现，母亲无业和失业的最主要原因是要全职在家照护地贫患者。

（三）90%家庭年收入不超6万元，因病致贫返贫风险大

本次调查考察了患者家庭收入水平。家庭经济收入水平直接影响到家庭给予地贫患者的支持情况，本次调查中的大部分家庭难以承受地贫患者开展规范治疗的经济负担。

从本次调查的患者家庭年收入情况来看，1万元及以下占20.36%，1万~3万元占47.82%，3万~6万元占23.2%，6万~9万元占5.87%，9万~12万元占1.89%，12万元以上占0.85%，年收入3万元以下家庭合并占比68.18%，年收入6万元以下家庭合并占比91.38%。家庭主要经济来源包括打工、务农和正常工薪。

进一步分析父母各自的收入情况，父亲外出务工的比例显著高于母亲，收入水平也普遍高于母亲，成为家庭经济收入的主要贡献者。地贫患者父亲年收入1万元以下占39.77%，1万~3万元占44.41%，3万~6万占12.22%，6万~9万元占2.65%，9万~12万元占0.76%，12万元以上占0.19%，3万元以下合并占比达到84.18%。地贫患者母亲年收入1万元以下占73.3%，1万~3万元占20.83%，3万~6万元4.73%，6万~9万元占0.66%，9万~12万元占0.28%，12万元以上为0.19%，3万元以下合并占比94.13%。

按照估算，一个5岁、体重20千克的地贫患儿，每年治疗费用需要近4万元；一个10岁、体重30千克的地贫患儿，每年治疗需要费用近6万元。在本次调查的地贫患者中，家庭年收入不超过6万元的占比达到90.1%，表明绝大部分地贫患者家庭会陷入灾难性医疗支出，因病致贫返贫的风险很大。

（四）超半数地贫患者家庭最主要支出为医疗

本次调查考察了地贫患者家庭主要支出用途。本次调查问卷设置为多选题，让地贫患者及其家长选出家庭最主要、主要和次主要的开支项目。在本次调查的地贫患者中，63.73%的家庭选择医疗支出为最主要支出，22.77%的家庭选择教育为主要开支项目，33.49%的家庭选择家庭日常及日用开支为次主要开支项目。

这一结果与本次调查的地贫患者年龄及家庭经济状况相吻合。本次调查的地贫患者大多为儿童，0~5岁地贫患者占到48%。地贫一般从3~6个月发病，一旦发病就要开始不间断的常规治疗，0~5岁的儿童正常输血排铁治疗每年就需要2万~3万元，而根据调查结果，地贫患者家庭年收入3万元以下的占68.18%。随着地贫患者的年龄增长，其需要输血排铁的费用会快速增加，如果家庭收入水平没有提升、医疗保障报销力度有限，大部分地贫患者家庭将会陷入贫困。

本次调查还考察了地贫患者家庭是否低保户、建档立卡户。在本次调查的地贫患者家庭中，35.61%为低保家庭，17.99%为建档立卡贫困户（见图16）。

三、母亲为地贫患者主要看护人，看护负担沉重

（一）地贫患者日常生活需要家人看护，75%为患者母亲

在本次调研的患者中，由于年龄普遍较小，加之地贫导致身体较为虚弱，比常人更易于感染、患病，日常生活还需他人照料或无法自理，因此，看护者在地贫患者的生活中占据着重要的角色。根据本次问卷数据统计，60.8%的地贫患者生活起居需要看护者，其中74.77%的看护者是地贫患者母亲，其次是父亲（13.08%）和祖父母（7.63%）。详见图17。

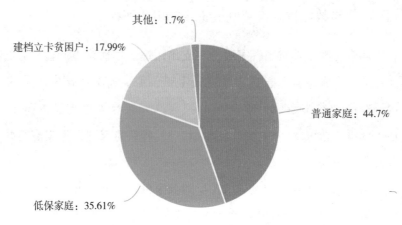

图 16　地贫患者家庭类型分析

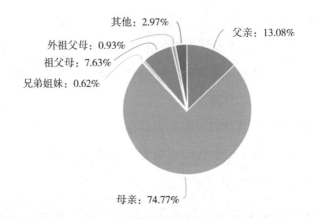

图 17　地贫患者的看护者情况

　　本次调查中的地贫患者母亲在家务农、无业、自由职业比例较高，与需要在家全身心照顾地贫患者有着密切关系。第一种情况，由于地贫患者母亲没有工作，所以承担了地贫患者的看护工作。第二种情况，由于地贫患者的病情需要看护，所以母亲放弃工作，选择给患者做看护。除此之外，地贫患者看护多以其父母及亲属为主，可以省去高昂的聘请看护人员的护工费。

（二）1/3看护者的看护负担达到中重度水平

地贫患者的增加给社会、家庭及个人带来了沉重的负担，同时也严重影响着主要看护者的健康水平和生活质量。关注地贫患者的同时，地贫患者主要照顾者的身心状况也应受到特别关注。为此，本次调查考察了地贫患者看护人的看护负担状况。测量看护负担的题目来自王烈等翻译修订的中文版护理者负担量表（The Zarit Burden Interview），共22个题目，我们在使用过程中进行了部分修订，使题目更方便地贫患者理解。22个题目的选项记为0"没有"，1"偶尔"，2"有时"，3"经常"和4"总是"，克隆巴赫 α 系数为0.8734（N=546），达到了良好的一致性。

分析结果显示，22个题目的得分相加得到看护者负担总分，看护者的平均得分为34.645（标准差为13.938），最小得分为4分，最大得分为85分。根据0分到20分记为"很少或没有负担"，21分到40分记为"轻度至中度负担"，41分到60分记为"中度至重度负担"，61分到88分记为"重度负担"，患者的看护者中超过一半的为轻度至中度负担（53.85%），其次是中度至重度负担（25.46%），很少或没有负担（15.93%）和重度负担（4.76%）。

四、三管齐下，地贫预防工作取得实效

预防宣传和婚检、孕期保健是预防地贫患儿出生的三道防线，直接关系到地贫知晓率和出生率。特别说明的是，参加本次问卷调查的对象为网上公开征集的地贫患者及家长，并不代表当前各省市地贫预防宣传和婚检、孕期保健水平。本次调查数据，仅用于阐述地贫出生和预防宣传、婚检和孕期保健的相关关系。

（一）地贫基因检测被多地纳入婚检或孕前检查范围

我国强制婚检制度从1995年6月1日实施的《中华人民共和国母婴保

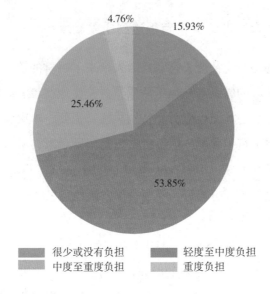

图 18　看护者负担情况

健法》开始，到 2003 年 10 月份取消，历时 8 年。强制婚检取消后，婚检率大幅度下降，也伴随着出生缺陷率明显上升。

在受访地贫患者家长的结婚时间和婚检情况方面，据本次问卷数据显示，地贫患者家长 1995 年及之前结婚的占 7.58%（即强制婚检制度实施之前），1996—2003 年结婚的占 15.34%（即强制婚检制度实施期间），2004—2012 年结婚的占 53.13%（即强制婚检制度取消后，国家地贫防控试点项目实施前），2013 年至今结婚的占 23.67%（即国家地贫防控试点项目实施至今），地贫患者父母处于非强制婚检制度实施期间结婚的占到了 84.38%。

在地贫患者父母的婚检比例方面，参加本次调查的患者中，仅有 34.47% 的地贫患者家长参加了婚检（见图 19），与《中国地贫蓝皮书（2015）》的调查结果 30.9% 相比，涨幅为 3.57%。根据地理位置分析后发现，在参加了婚检的地贫患者父母中，61.81% 的地贫患者父母来自广西。可以看出，广西的婚检政策得到了扎实推进。据国家卫健委关于婚检情况的统计，广西的检查率为99.3%①，位列全国第一。这一数据也印证了本次调查结果。

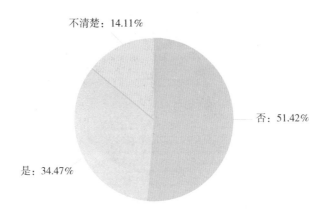

不清楚：14.11%

否：51.42%

是：34.47%

图 19　地贫患者家长参加婚检情况

进一步分析在已参加婚检的地贫患者父母中，29.95%表示当地婚检包含地贫基因检测（见图20），与《中国地贫蓝皮书（2015）》的调查结果8.1%相比，地贫基因检测有显著增长。除此之外，在对地贫患者父母结婚年份和婚检项目是否包含地贫基因检测交叉分析后发现，2010年至2018年，婚检中包含地贫基因检测率呈上升趋势，平均为45.35%，而2000年至2008年的婚检中包含地贫基因检测率平均仅有8.11%。地贫基因检测率的显著提升与近年来各地区各级政府和卫生行政部门对地贫预防的高度重视息息相关，以广西为例，2010年广西启动地中海贫血防治计划，将地贫基因筛查纳入免费婚检内容②。除此之外，2019年11月，海南省卫健委等九部门出台的《海南地中海贫血综合防治十条措施》明确，海南各市县全

①　国家卫生健康委员会.2020中国卫生健康统计年鉴［M］.中国协和医科大学出版社，2020.

②　广西壮族自治区人民政府办公厅关于《印发地中海贫血防治计划》的通知（桂政办发〔2010〕98号）。

面实行免费婚检，地贫筛查列为婚检必检项目①。

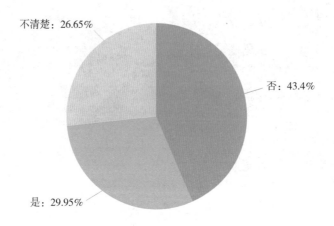

不清楚：26.65%

否：43.4%

是：29.95%

图20　婚检包含地贫基因筛查情况

（二）孕期保健包含地贫检测率自2010年起呈缓慢上升趋势

本次调查进一步考察了地贫患者母亲孕期保健的情况，以进一步论证孕期保健与地贫患儿出生的关系，以及了解近年来我国孕期保健情况。据本次问卷数据统计，本次调查中的地贫患者母亲参加孕期保健的比率较高，72.54%的地贫患者母亲参加过孕期保健（见图21）。

在参加过孕期保健的患者母亲中，孕期保健包含地贫基因检测的占比19.71%（见图22）。这主要得益于优生优育意识的逐渐提高，城市怀孕妇女做孕产检几乎达到100%，但是在一些边远的农村地区，受孕期保健意识和服务可及性的影响，孕期保健率与城市仍有差距。除此之外，通过对孕期保健包含地贫基因检测率与地贫患儿出生年做交叉分析，发现自2010年起呈现缓慢上升趋势，已由2010年的7.84%上升至2018年的43.33%，意味着已有更多地区将地贫基因检测纳入孕期保健范围。

①　海南省卫生健康委员会等九部门关于印发《海南省地中海贫血综合防治十条措施》的通知（琼卫妇幼〔2019〕9号）。

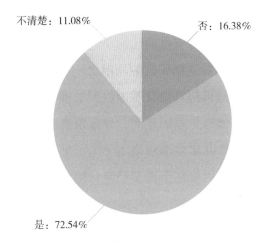

不清楚：11.08%　　　　　　否：16.38%

是：72.54%

图 21　地贫患者母亲参加孕期保健情况

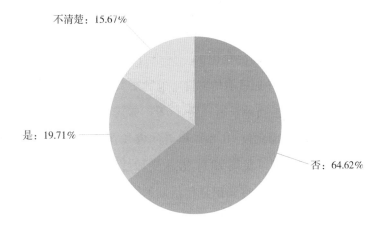

不清楚：15.67%

是：19.71%

否：64.62%

图 22　孕期保健包含地贫基因检测情况

　　在孕期保健费用报销方面，14.2%的患者母亲孕期保健费用可报销，57.95%不能报销，报销比例从15%～100%不等。

　　综上分析，本次调查中反映的孕期保健中包含的地贫基因检测率低可能包括以下几个原因。第一，此次调研对象本身就是地贫患者家长，她们可能本身就是孕期保健中未做地贫基因检测的那部分人。第二，该部分地贫患者父母有76.32%都是2012年之前结婚的，当时对地贫检测的重视力度不够，很多地方孕期保健中并未包含胎儿地贫基因检测这一项目。第三，孕期保健费用不能报销或报销比例小，成为很多家庭，尤其是经济条件较差的家庭选择不做孕期保健的原因之一。第四，早年间地贫高发地区的医院及孕期保健机构对地贫基因检测的推广力度不足，并未在孕期保健时推荐受检人做地贫基因检测，导致很多家庭忽略了这一重要步骤，必然会导致地贫患儿出生率居高不下。可见，实现地贫高发区孕期保健、产前孕前地贫基因检测全覆盖是降低地贫患儿出生最直接、最有效的方法。

（三）全社会地贫认知水平明显提升，预防宣传仍需加强

广泛开展地贫预防宣传和知识培训，提高公众对地贫的认识是地贫预防措施发生作用的前提和基础。

在地贫患者及家长对地贫知识的了解情况方面，据本次问卷数据统计，57.95%的地贫患者参加过遗传咨询与地贫知识宣传活动。在未参加活动的患者中，主要原因是当地没有开展（62.84%）。

在地贫患者家长方面，仅10.89%患者的家长在婚育期间参加过遗传咨询与地贫知识宣传活动（见图23）。在未参加过的患者家长中，82.95%的家长未参加遗传咨询与地贫知识宣传活动的主要原因是当地没有开展，其他都是因为觉得没用、活动地点距离太远、没有地贫方面的意识、没时间参加、不感兴趣等原因（见图24），但占比较低。这一数据同比2015年的调查结果（95.4%）降低了24.85%。

从上述数据来看，地贫知识的宣传力度及人们对地贫的认知有所提升，这得益于近些年我国各部门及社会组织、公益慈善基金会等加大对地贫的宣传力度，除此之外，发达的互联网也加速了资讯和信息的快速传播。可见，要想获得良好的预防效果，提高公众对地贫知识的知晓率是第一步。而要提高知晓率，一方面要更多地开展预防宣传活动，另一方面要

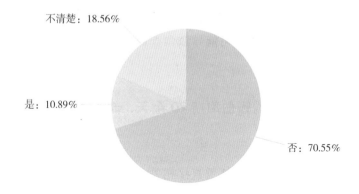

不清楚：18.56%

是：10.89%

否：70.55%

图23 地贫患者家长在婚育期间参加活动情况

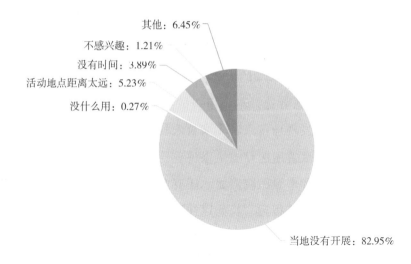

其他：6.45%

不感兴趣：1.21%

没有时间：3.89%

活动地点距离太远：5.23%

没什么用：0.27%

当地没有开展：82.95%

图24 地贫患者家长未参加活动的原因

创新宣传方法，让公众就近就便地学习到地贫预防知识。

五、用血紧张仍是地贫患者规范化输血治疗最大障碍

输血治疗是地贫患者最重要的常规治疗手段之一，根据体重和生长发育情况不同的输血量，维持地贫患者生存和生命质量。本次问卷调查考察了地贫患者每月输血总费用、输血地点、输血报销、是否能按需求输血等

方面情况。特别说明的是，由于本次调查问卷发放时间为 2020 年，正处于新冠肺炎疫情这个特殊时期，可能导致调查数据反映出来的输血需求和困难比正常时期更加严重。

（一）地贫患者平均输血周期 20 余天，超半数患者输血医院距离住处大于 15 千米

地贫患者输血费用与患者体重直接相关，是基本的输血治疗标准。本次问卷调查考察了地贫患者实际日常输血治疗情况。

据本次调查统计结果显示，不区分地贫患者年龄和体重情况下，本次调查的地贫患者中平均输血周期为 26.07 天，平均输血量为 2.79 个单位，每年平均需输血 14 次。

从输血地点来看，47.25%的地贫患者主要选择当地县（市、区）级医院，32.48%的地贫患者选择本市市级医院（地级市）作为输血治疗医院。虽然本次调查发现地贫患者多来自农村，但由于城乡医疗卫生资源差距较大，农村地区普遍医疗卫生条件差，大多数地贫患者会选择进城就医，到县级医院和市级医院输血。还有 5.87%的患者会选择到省级医院就医。这也导致了路程远、长此以往路费花销大等问题。据本次问卷数据统计，58.43%患者的家庭距离最经常去的输血地点的距离大于 15 千米。

（二）输血治疗费用逐渐纳入医保报销范围，患者经济负担得以减轻

在患者输血治疗费用报销情况方面，据本次问卷统计数据显示，76.99%的地贫患者表示输血费用可以得到报销，同比《中国地贫蓝皮书（2015）》的调查结果（64.2%）提升了 12.79%，报销比例集中在 60%~90%，但仍有 18.74%接受调查的患者表示输血费用得不到报销。这部分患

者输血费用不能报销的原因有以下方面：一是当地政策规定只有住院输血才能报销，但是因为住院排队等原因只能选择门诊治疗，因此不能报销；二是由于户口问题，部分地贫患儿暂未参加城乡居民基本医疗保险，因而不能通过基本医保报销，更无法通过大病医保报销；三是部分地贫患儿父母未认识到基本医保的参保必要性，选择参加了商业保险，所以得不到报销；四是部分地贫患儿跟随外出务工的父母在外就医，异地就医难以获得父母务工地的医疗报销；五是由于部分地区规定涵盖输血报销的城乡居民基本医保缴费更多，患儿父母参保时为减轻家庭负担，并未参加涵盖输血报销的医疗保险类型；六是地贫患儿出生时错过了参保时间，未能及时参加基本医保，只能等到第二年再参保。

（三）血荒使地贫患者无法按需输血，直接影响生长发育甚至生命安全

在地贫患者输血治疗方面，据本次问卷数据统计，46.78%的地贫患者每次都可以按需求输血，48.67%的地贫患者不能每次都按需求输血。不能正常输血的主要原因是用血紧张（79%）。

通过国际考察得知，塞浦路斯、意大利等国地贫患者输血标准为不低于90g/L。因我国地贫患者多为儿童，考虑到其生长发育等因素，国家卫生健康委员会于2018年发布的我国第一部临床输血的国家行业标准《全血和成分血使用》中明确规定，重型地贫患者的Hb水平在80~100g/L一般不需要输注，特殊情况可考虑输注，当Hb水平低于60g/L时才推荐输注（详见表3）。在实地调研过程中也发现，一些血液紧张的地贫高发区将地贫患者的输血标准定在60g/L。

表3 血流动力学稳定的患者红细胞输注指征（WS/T 623—2018）

Hb 水平		
>100g/L	不推荐输注	特殊情况（例如心肺功能重度障碍等患者）由临床医生根据患者病情决定是否输注
80~100g/L	一般不需要输注，特殊情况可考虑输注	术后或患有心血管疾病的患者出现临床症状时（胸痛；体位性低血压或液体复苏无效的心动过速；贫血所致的充血性心力衰竭等）；重型地中海贫血；镰状细胞贫血患者术前；急性冠状动脉综合征等
70~80g/L	综合评估各项因素后可考虑输注	术后；心血管疾病等
<70g/L	考虑输注	重症监护等
<60g/L	推荐输注	有症状的慢性贫血患者 Hb<60g/L 可考虑通过输血减轻症状，降低贫血相关风险；无症状的慢性贫血患者宜采取其他治疗方法，如药物治疗等

注：高海拔地区及婴幼儿患者可依据病情适当提高 Hb 阈值。

对比来看，46.78%的地贫患者每次都可以按需求输血，同比 2015 年的调查结果（32.1%）提升了 14.68%，但仍有 48.67%的地贫患者无法按时按需进行输血治疗（见图 25）。

79%的地贫患者不能按时按需输血的原因主要是用血紧张（见图 26），同比 2015 年的调查结果（64.9%）增加了 14.1%，可能导致的原因包括当地血液中心血液不足、献血人数较少、用血人数较多、政策规定血色素不低于 60g/L 不能输血，以及互助献血存在障碍等。由于本次调查问卷发放时正处于新冠肺炎疫情这个特殊时期，可能导致调查数据反映出来的输血需求和困难比正常时期更加严重。

（四）互助献血很大程度上缓解了用血紧张的压力

互助献血是献血相关法律、法规认定的无偿献血的形式之一。献血者与用血者之间通常具备直接的亲戚、朋友、同事、邻居等关系，或者间接的某些社会关系。当无偿献血者严重匮乏时，互助献血可以起到迅速动员

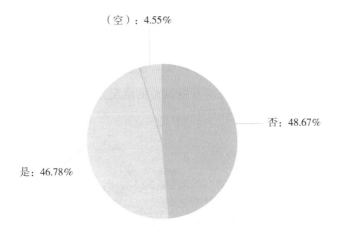

图 25　地贫患者按时按需输血情况

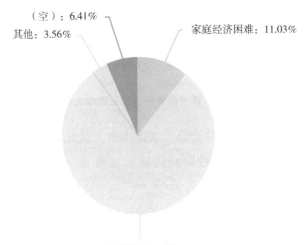

图 26　地贫患者不能按时按需输血的原因

献血者的作用，从而缓解供血不足的状况。根据《中华人民共和国献血法》第十五条规定：为保障公民临床急救用血需要，国家提倡并指导择期手术的患者自身储血，动员家庭、亲友、所在单位以及社会互助献血。一般情况下，献血者可在血站献血（任何血型），并凭献血证为患者换取等量指定血型用血①。2018 年 3 月，国家卫健委在全国范围内停止互助献血。

据本次问卷数据统计，对于当地是否可以互助献血，61.46% 的地贫患者表示当地可以互助献血，14.87%的地贫患者表示当地不能互助献血，还有 19.41%的地贫患者家长对互助献血的情况并不清楚（见图 27）。

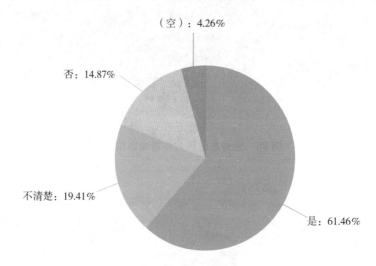

图 27　地贫患者所在地互助献血情况

影响互助献血的主要障碍是长期要求亲友献血不现实（55.23%）、缺乏互助平台（15.04%）、难以跨区域互助献血（8.34%）、制度不允许（8.23%），详见图 28。

由以上数据可以分析出，地贫高发区的血液供给不平衡，导致地贫患者用血难，大部分地贫患者及家庭会寻求互助献血来维持输血治疗，因此，互助献血在很大程度上缓解了地贫患者输血治疗时期用血紧张的压力。以南宁市为例，南宁市从 2010 年底开始开展互助献血，同年的互助献血比例大概在 5%以下。随后几年，临床用血与献血的矛盾越加突出，互助献血比例也不断攀升。到 2014 年，互助献血比例占到了无偿献血比例的约 50%，成为临床用血的重要来源之一。但据前文的地贫患者输血统计结

---

① 《中华人民共和国献血法》，http://www.gov.cn/banshi/2005-08/01/content_ 18963.htm.

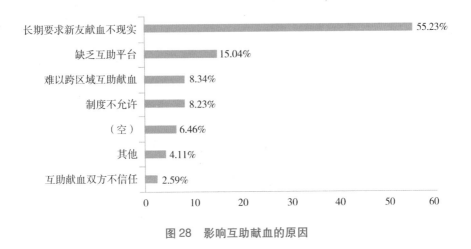

图 28　影响互助献血的原因

果显示，基于目前我国地贫患者的年龄和体重情况下，地贫患者的平均输血周期为 26.07 天，平均输血量为 2.79 个单位，每年平均需输血 14 次。因此，长期依靠亲友互助献血非长久之计。除此之外，2018 年我国已全面取消互助献血，这一政策的实施虽有效打击了不法分子利用"卖血"牟取不法利益，以及血液存在安全隐患等问题，但这对需要长期依赖输血治疗的地贫患者来说，无法及时得到血液供应使治疗更加艰难。

六、去铁治疗月均逾 3000 元，六成患者去铁治疗费用可以报销

去铁治疗是和输血治疗紧密相连的治疗手段，地贫患者在连续输血半年之后就必须开始做排铁治疗，以避免铁元素在血液及内脏沉积，导致内脏纤维化，进而给患者生命带来威胁。

（一）恩瑞格（地拉罗司）成为地贫患者去铁的主流药物

本次调查考察了地贫患者的去铁药物使用情况。在本次调查的患者中，主要药物及药物组合包括恩瑞格（32.77%），去铁胺＋去铁酮

（14.68%），恩瑞格+去铁胺（12.12%），去铁酮（11.46%），恩瑞格+去铁酮（9.47%）等，详见图29。

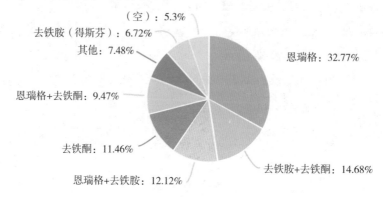

图29　地贫患者使用的去铁药物类型

与《中国地贫蓝皮书（2015）》的调查结果相比，恩瑞格（地拉罗司）除了螯合细胞内铁，还可增加铁调素，减少肠细胞的铁吸收，耐受性和安全性在同类药物之中较为良好，成了地贫患者的首选去铁药物。除此之外，2019年11月，国家医保局、人力资源和社会保障部发布的关于将2019年谈判药品纳入《国家基本医疗保险、工伤保险和生育保险药品目录》乙类范围的通知中，恩瑞格（地拉罗司）成功纳入国家医保药品目录，也成了部分地贫患者选择恩瑞格的理由。

（二）距离远、获取渠道少成为地贫患者获取去铁药物的两大障碍

本次调查考察了地贫患者去铁药物获取渠道方面的情况。在本次调查的患者中，去铁药物的主要获取渠道包括县（市、区）级医院（24.91%）和本市市级医院（地级市）（23.39%），其他渠道包括患者家长（10.42%）、本省（自治区、直辖市）省级医院（9.38%）、印度药（8.81%）等。68.94%的地贫患者住处距离获取药物的地点超15千米（见图30）。47.73%的地贫患者表示获取去铁药物不便利（见图31）。

在去铁药物购买量方面，本次调查的地贫患者中，平均在医院一次

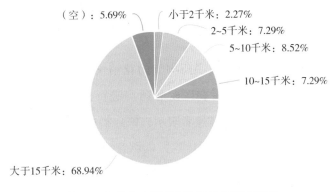

图 30　地贫患者获取药物的路程距离情况

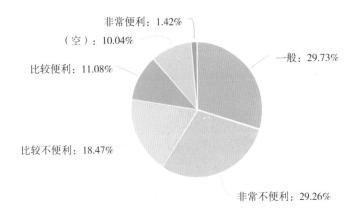

图 31　去铁药物获取便利程度

可以购买供 19 天使用的去铁药物，平均一个月需要购买 1.5 次去铁药物。

　　在获取去铁药物障碍方面，本次调查的地贫患者中，去铁药物费用太高为主要障碍（51.52%），其次是购买去铁药物的地点太远（14.96%），医院或药房可提供的去铁药物太少（17.42%）。

　　可见，地贫患者每次可购去铁药物的量较少，每个月至少需要往返药物购买点 1~2 次，大多数地贫患者住所距离药物购买点路程远、往返所需时间长，为地贫患者和家人的日常工作及生活带来了较大的不便。

（三）去铁药物已纳入医保目录，平均报销比例为80%

本次调查考察了患者在去铁药物上的花销情况。在本次调查的患者中，医保报销之前，地贫患者在医院和药房进行去铁治疗的平均费用为5940.21元/月。65.53%的地贫患者表示去铁药物可以报销（见图32），这一数据与《中国地贫蓝皮书（2015）》的调查结果（40.6%）相比增长了24.93%。去铁药物报销起付线平均为900元，报销比例从2%到98%不等，平均报销比例为80%。不能报销的原因主要有以下方面：一是当地医疗机构没有或缺少相关去铁药物，只能在外地购买或通过其他地贫患者家长获取，难以报销；二是部分地贫患者由于种种原因没有参保，因而不能报销。

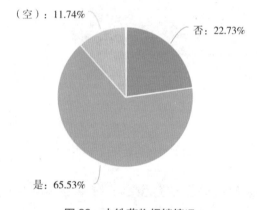

图32 去铁药物报销情况

七、干细胞移植技术日趋成熟，移植费用纳入医保报销范围

（一）干细胞移植技术获得重大突破，为地贫家庭带来新希望

造血干细胞移植是目前较为成熟的治疗手段，优点是可以使地贫患者

摆脱日常输血排铁带来的不便，缺点是移植存在一定的风险，一旦移植失败可能会危及生命。

我国从 20 世纪 90 年代展开地贫移植，近年来，随着我国移植技术的进步与医学人才队伍的壮大，造血干细胞的移植成功率越来越高，以南方医院为例，针对重型地贫，南方医院全相合造血干细胞移植成功率高达94.5%，半相合移植成功率达 90%。这意味着凡是有亲缘关系的父母、子女、兄弟姐妹，甚至堂表亲之间的骨髓都可进行移植，很大程度上解决了移植供者缺乏的难题。

"截止至 2021 年 4 月 1 日，我国 24 个移植中心共完成 3969 例移植，还有一些中心未进入统计。其中，同胞全和移植 1588 例，非亲缘供者移植1259 例，脐血移植 113 例，半相合亲缘移植 856 例，≥9/10 HLA 相合亲缘供者移植 137 例，其他亲缘供者移植 11 例，基因治疗 5 例（详见表 4）。"

表4　已完成造血干细胞移植的地贫患者数量情况

中国 2021 年 4 月 1 日前完成干细胞输注地贫移植例数							
单位	同胞全合	非亲缘	脐血	半相合	父母供髓	其他亲缘	基因治疗	总计
广西医科大学第一附属医院	617	190	0	64	0	0	0	871
南方医科大学南方医院	279	384	50	83	65	1	0	862
深圳市儿童医院	115	58	22	304	18	4	1	522
广州妇女儿童医疗中心	108	154	2	19	20	3	0	306
东莞台心医院南方春富（儿童）血液病研究院	102	38	1	146	7	1	0	295
中山大学孙逸仙纪念医院	93	137	10	2	4	0	0	246
联勤保障部队第九二三医院（广西南宁）	91	3	1	51	0	0	2	148
温州医科大学附属第一医院	8	66	0	36	14	0	0	124
厦门大学附属中山医院	14	58	8	21	2	0	0	103
重庆医科大学附属儿童医院	17	69	5	3	0	0	0	94
联勤保障部队第九二〇医院（云南昆明）	6	0	1	74	0	0	0	81

续表

中国 2021 年 4 月 1 日前完成干细胞输注地贫移植例数								
单位	同细胞全合	非亲缘	脐血	半相合	父母供髓	其他亲缘	基因治疗	总计
四川大学华西第二医院	30	32	1	0	7	0	0	70
中南大学湘雅医院	4	22	0	38	0	0	2	66
香港威尔斯亲王医院	52	0	12	1	0	0	0	65
广西柳州市工人医院	14	25	0	0	0	0	0	39
海南省人民医院	15	10	0	0	0	0	0	25
湖南省儿童医院	9	8	0	5	0	2	0	24
贵州医科大学附属医院	6	2	0	1	0	0	0	9
南方医科大学珠江医院	0	0	0	8	0	0	0	8
福建医科大学附属协和医院	1	3	0	0	0	0	0	4
云南省第一人民医院	2	0	0	0	0	0	0	2
贵州省儿童医院	2	0	0	0	0	0	0	2
海南中国干细胞集团附属博鳌医院	2	0	0	0	0	0	0	2
中山医学院第七附属医院	1	0	0	0	0	0	0	1
总计	1588	1259	113	856	137	11	5	3969

（二）移植费用纳入医保范围，有效缓解地贫家庭经济压力

在本次调查的地贫患者中，有 12.78% 的地贫患者已完成移植治疗，供者类型主要是同胞全相合（40.00%），半相合（34.07%），非血缘供者（25.93%）。

进一步分析已完成移植的地贫患者移植费用情况，在本次调查的这些已完成移植患者中，平均移植费用为 369797 元。费用来源主要是亲朋好友资助，其次是务工收入、社会组织资助、务农收入等。97.76% 的地贫患者的移植费用可以报销，平均报销比例为 38.17%。仅 3 名移植患者回答移植费用不能报销，不能报销的主要原因是没有买社保。

本次调查的这些已完成移植患者中，在干细胞移植后的巩固治疗过程中，地贫患者平均需要接受 21 个月的巩固及观察治疗，平均每个月治疗花费为 6038.33 元。若按照该数据计算，地贫患者在移植后平均需要花费 107180 元接受巩固治疗。在已完成移植的患者中，68.46% 的地贫患者移植后的巩固治疗花费可以报销，平均报销比例为 29.33%。不能报销的主要原因是不在医保范围，如门诊不报销、进口药物不报销、丙类药物不报销等。

（三）拟移植的地贫患者中，配型困难和患者身体条件差成为两大障碍

在本次调查的未移植的地贫患者中，38% 的地贫患者有计划进行干细胞移植治疗，48.27% 的地贫患者已配型成功。

多数地贫患者都有意愿通过造血干细胞移植根治地贫，但配型困难和患者身体条件差成为两大障碍。在配型方面，理论上讲，25% 的患者可以找到配型相合的供者，每位患者都有半相合的供者，但实际上全相合配型资源依旧紧缺，而半相合造血干细胞移植难度较大。在患者身体条件方面，一些年龄较大且以前未接受规范输血除铁治疗的患者，因其身体条件较差，在短期内不适于接受干细胞移植。

与《中国地贫蓝皮书（2015）》的调查结果相比，近年来，我国地贫造血干细胞移植医疗资源相对集中，移植排队情况突出的问题已得到明显改善，各地贫高发地区均已完成移植仓的建设，并可进行干细胞移植，地贫患者在本省份内即可进行干细胞移植治疗，但缺少合适的供者及患者自身身体条件的问题依旧存在。

八、城乡居民基本医疗保险发挥医疗保障作用

无论是常规治疗手段还是造血干细胞移植，医疗费用对患者家庭来说

都是沉重的负担，如果没有政府医疗保障的支撑，地贫家庭很难做到规范化治疗，也就难以保障患者的生存质量。

在本次调查的地贫患者中，58.01%的地贫患者治疗地贫的费用主要支付方式是新型农村合作医疗保险，其次是自费（17.16%）、城镇居民基本医疗保险（16.8%）、贫困救助（5.4%）等。与《中国地贫蓝皮书（2015）》的调查结果（自费为主要支付方式）相比，去铁药物、输血治疗、干细胞移植纳入医保报销范围，报销起付线、封顶线、异地就医等导致实际报销比例提高等政策的实施有效减轻了地贫患者及其家庭的经济压力，有效弥补了地贫的保险空白。

在医保报销便捷程度方面，44.7%的地贫患者表示医保报销非常和比较方便，18.65%的地贫患者表示非常和比较不方便。其中，医疗保险报销不方便的主要障碍是不熟悉报销政策（55.59%），其次是报销涵盖的项目太少（45.83%）、报销水平过低（42.05%）、报销手续烦琐（33.62%）等，详见图33。由于地贫患者家长的教育文化水平较低、主要分布在农村地区，给医保报销政策宣传和报销流程简化便捷提出了更高要求。

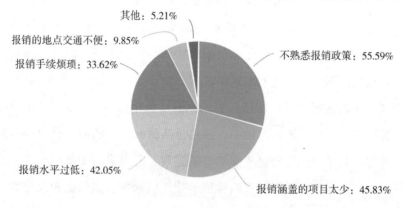

图33 医保报销不方便的主要障碍

九、政府部门与社会力量共助地贫患者"脱贫"

(一) 加大地贫防控政策倾斜和经费投入力度

自2012年,中央财政投入专项资金,启动实施了贫困地区儿童营养干预试点项目、地中海贫血防控试点项目和西部贫困地区新生儿疾病筛查补助项目。江西、福建、广西、贵州等地贫高发地区的多个县(市、区)纳入国家地中海贫血防控试点项目及救助项目试点。

近年来,部分地区将地贫治疗纳入当地基本医疗保险及大病医疗保险,可报销的治疗方式有输血治疗、排铁治疗、干细胞移植治疗等。除此之外,个别地区民政部门给予地贫患者医疗救助补贴。

本次调查考察了地贫患者享受救助补贴的情况。在本次调查的地贫患者中,33.24%的地贫患者享受过民政部门的医疗救助,救助款项从100~150000元不等。与《中国地贫蓝皮书(2015)》的调查结果相比,可以看出近几年我国在对地贫患者救治方面的专项资金和帮扶政策力度不断加大。

(二) 社会力量以多种形式积极参与"脱贫"行动

随着人们对地贫的认知及重视程度逐渐加深,社会各界对地贫患者及其家庭的关注度也越来越高。社会组织、公益机构、基金会等也纷纷向地贫高发地区伸出援手。在本地调查的地贫患者中,37.88%的地贫患者曾享受过社会的爱心援助,主要形式为捐款(58.5%),其次是地贫防治知识培训(18%)、捐助物品(15.5%)等,详见图34。有57.95%的地贫患者曾经参与过遗传咨询与地贫知识宣传活动。

除此之外,在地贫防治工作方面,地贫患者建议政府加大婚检及孕期保健力度,加强宣传科普地贫知识,特别是地贫高发地区的农村及偏远地

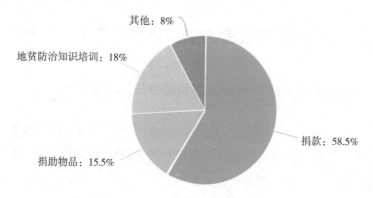

图34　地贫患者所参加的社会活动类型

区，在婚检和孕期保健时强制进行地贫筛查，宣传地贫的危害性，宣传无偿献血，对地贫家庭进行心理疏导等。

十、新冠肺炎疫情期间，部分医院为地贫患者开辟"绿色通道"

2020年注定是不平凡的一年，突如其来的新冠肺炎疫情打乱了每一个人的生活节奏，给人类生活和全球经济造成重大影响。在此特殊时期，本次调查增加了考察新冠肺炎疫情对地贫患者影响的内容，试图展示疫情影响下的地贫患者生活、治疗、心理状况。

在地贫患者的诊疗方面，据本次问卷数据统计，输血治疗成为众多地贫患者面临的主要困难，占比86.55%，其次是去铁药物的获取（51.33%）、移植治疗（35.13%）、地贫诊断（19.03%）、医保报销（17.42%），详见图35。37.22%的地贫患者认为新冠肺炎疫情导致地贫诊断和治疗方面的困难比较大，23.48%认为困难非常大。

据本次调查了解，全国受新冠肺炎疫情影响，街头人流减少、学校延迟开学、企业推迟复工、临床用血需求增加、原有应急团体献血队伍（单位、高校等）无法应急响应等多种原因，供血工作受到严重影响，导致血液供应比往日更加紧张。部分地区血站及医院为地贫患者开通"绿色通

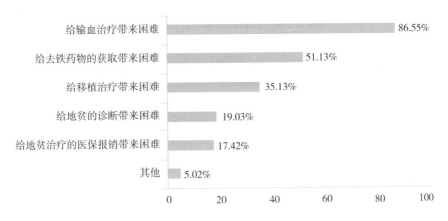

图35　新冠肺炎疫情期间地贫患者治疗困难情况

道"，尽可能保障地贫患者保持规范输血治疗，以广东湛江为例，湛江中心血站作出紧急调整，确保急救患者用血，同时保证地贫患儿和无偿献血者的优先用血。我们在调研中了解到，疫情期间湛江174名地贫患儿血红蛋白始终保持在100g/L以上，地贫患儿优先用血250例，无偿献血者优先用血134例。供应优先用血红细胞共678.5U、血小板共60治疗量，其中供应给地贫患儿红细胞481.5U。

在地贫患者的日常生活方面，由于新冠肺炎疫情导致工厂无法复工、学校无法开学等问题，工作不稳定和收入下降（67.05%），外出活动不便（63.54%），就医困难、耽误治疗（57.1%）成为地贫患者在新冠肺炎疫情期间面临的主要三大困难；其次是基本生活物资难以保障（27.84%）、购买防疫物资困难（21.69%）、精神压力和心理问题（21.59%）、缺乏网课条件和其他影响学习的问题（19.41%）、脱离人群，社交减少（11.17%）等，详见图36。

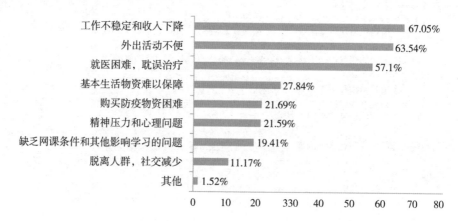

图36　新冠肺炎疫情期间地贫患者日常生活受影响情况

专题四：我国防治地贫体系建设进展

近年来，我国地贫防治体系建设取得显著进展。首先，政策的制定由中央的宏观政策延伸到地方的详细措施；其次，政府部门建立横向联合机制和目标责任制，从不同方面开展合作，发挥各业务板块职能，合力抗击地贫，也为地贫防控工作的开展和落实提供保障；再次，我国的地贫防控工作采取政府主导、妇幼保健院执行和社会力量参与的形式；最后，地方积极探索特色地贫防控机制，在力争实现重型地贫患儿零出生的过程中取得丰厚成果。

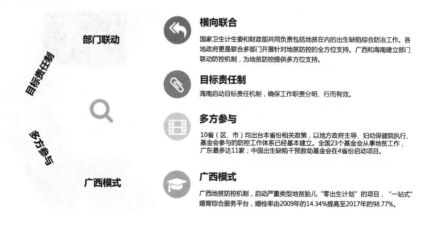

横向联合

国家卫生计生委和财政部共同负责包括地贫在内的出生缺陷综合防治工作。各地政府更是联合多部门开展针对地贫防控的全方位支持。广西和海南建立部门联动防控机制，为地贫防控提供多方位支持。

目标责任制

海南启动目标责任机制，确保工作职责分明、行而有效。

多方参与

10省（区、市）均出台本省份相关政策，以地方政府主导、妇幼保健院执行、基金会参与的防控工作体系已经基本建立。全国23个基金会从事地贫工作，广东最多达11家；中国出生缺陷干预救助基金会在4省份启动项目。

广西模式

广西地贫防控机制，启动严重类型地贫胎儿"零出生计划"的项目，"一站式"婚育综合服务平台，婚检率由2009年的14.34%提高至2017年的98.77%。

图 37　我国地贫防治体系

一、中央层面推动地贫防治政策制度建立

我国地贫防控政策体系的搭建具有其历史必然性，从 20 世纪 80 年代至 21 世纪初，经历了自下而上的探索过程。20 世纪 80 年代，我国 20 个省份完成了达 90 万人的大规模基因缺陷调查和研究，证明了我国南方为地贫高发区，为防控体系的搭建提供了数据支持；在随后的 1993 年，国内学者开始基于医院开展地贫前瞻性防控模式的研究；1998 年，全国首先在广东省珠海市展开地贫防控试点项目，探索基于社区的大规模人群预防工作；2005 年，广西壮族自治区南宁市也开始在农村贫困地区开展地贫的预防试点工作，积累宝贵的成功经验；最终，在 2009 年这一具有里程碑意义的时间点，地贫防控终于被我国国务院写入政策文件。经历了调研、研究和试点几个步骤，我国的地贫防控政策体系完成了自下而上的探索过程，最终获得政府关注和重视。

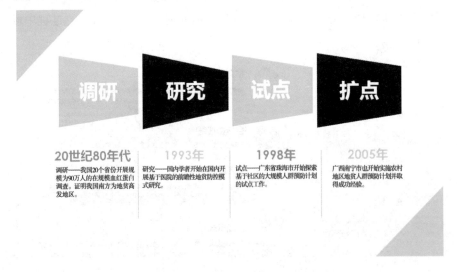

图 38　我国地贫防控工作自下而上开展过程

自国务院于 2009 年开始关注地贫防控问题之后，我国地贫防控政策体系的搭建历经自上而下的阶段。在广西地贫防控获得国家关注之后的 3 年，

国务院连续印发了国家卫生健康"十二五"和"十三五"规划，这标志着我国首次将地贫的防控议题扩展到了全国范围。具体来看，卫生事业发展"十二五"规划要求加大出生缺陷干预力度，加强地贫的防控工作；"十三五"卫生与健康规划也要求做好出生缺陷综合防治工作，推进地贫的防控，并落实工作开展主体，指定国家卫生计生委（现国家卫生健康委员会）和财政部为负责单位。而后，我国地贫高发的 10 个省（区、市）针对本地具体情况各自出台政策，将国务院的宏观指导精神本地化，进行了一轮自上而下的地贫防控模式探索和经验积累。

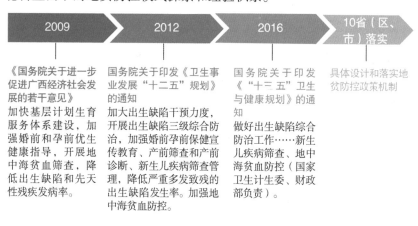

图 39　我国地贫防控政策自上而下落实过程

　　在我国地贫防控政策体系中，国务院层面从宏观层面作出要求，10 个省（区、市）地方政府设计本地的具体防控措施并加以落实。地方政府也已建立横向联合机制共同预防疾病发生。权责分明的目标责任制也能够有效保障各地防控工作的具体落实。在政府主导下，妇幼保健院和社会力量也担任了重要角色。

二、权责分明、横纵联合的地贫防控机制逐步建立

　　国务院关于印发《"十三五"卫生与健康规划》的通知中要求：国家卫生计生委（现国家卫健委）和财政部共同负责包括地贫在内的出生缺陷综合

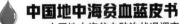

防治工作。各地政府更是联合多部门开展针对地贫防控的全方位支持。

广西和海南建立部门联动防控机制，为地贫防控提供多方位支持。地贫防控工作涉及面广，工作的开展往往需要卫生、民政、财政、教育等多部门之间的协调与配合。目前，广西和海南已经初步形成地贫防控的多部门联合工作机制。广西壮族自治区民政部门和卫生部门密切配合，各自履行职责，实现了县（区）免费婚检、婚姻登记、优生优育咨询、计划生育技术指导的一站式婚育综合服务平台全覆盖，确保地贫防控工作的顺利开展。海南省政府内部横向联合更多部门，建立了卫生、财政、民政、教育和妇联等多部门联动工作机制，在经费支出、宣传教育、机构建设等方面给予地贫防控工作充分的保障，确保工作取得实效。

为了保证地贫防控工作的有效开展，我国已有省份启动目标责任机制，确保工作职责分明、行而有效。例如，海南省2017年要求各市县要将地贫防控工作纳入年度计划生育目标责任制考核范围，实行量化管理。根据要求，各级卫生计生行政部门需要定期对本地区地贫防控工作进行检查，另需定期组织开展考核评估，对政策措施的落实情况进行评价，如果发现问题及时解决，以此确保地贫防控取得切实效果。

三、政府主导、妇幼保健院执行、社会力量参与的防控模式基本确立

近年来，我国已基本形成政府主导、妇幼保健院执行、社会力量参与的地贫防控工作体系。各地政府出台法规对防控工作进行部署，妇幼保健院负责对地贫筛查等工作进行落实，基金会和社会组织也参与进来对地贫的预防和治疗贡献力量。

（一）地方政府出台政策搭建本地区地贫防控体系

在国家卫生事业发展"十二五"和"十三五"规划对地贫的防控的要

求基础上，我国10个省（区、市）也响应国家号召出台本省（区、市）相关政策（见表5）。从各地政策出台情况来看：广东、福建、江西和四川出台了1项地贫防控政策；广西、湖南、海南、重庆和贵州6地出台了2项地贫防控相关政策；云南出台了3项地贫防控政策。从政策出台时间来看，10个省（区、市）均于2009年国务院《意见》出台后出台本地政策，响应了国家的地贫防控号召。

表5 我国国务院和10个省（区、市）地贫防控政策出台情况一览

层级	文号	文件要求
国务院	《国务院关于进一步促进广西经济社会发展的若干意见》	开展地中海贫血筛查
	国务院关于印发《卫生事业发展"十二五"规划》的通知	加强地中海贫血防控
	国务院关于印发《"十三五"卫生与健康规划》的通知	做好地中海贫血防控
广东	广东地中海贫血预防控制项目实施方案	向社会公众普及地贫防控科学知识；提高新婚夫妇和计划怀孕夫妇的地贫防控知识知晓率，增强地贫防控意识；通过地贫筛查、基因检测、产前诊断和产前干预，减少重型地贫患儿出生
广西	广西出生缺陷预防控制指导意见 2018年广西卫生计生工作要点	县级一站式婚育综合服务平台全覆盖；加强三级地贫防控体系建设
福建	防控试点项目通知（2017）	免费提供健康教育、地贫筛查、基因检测、咨询指导和高风险夫妇孕期追踪、产前诊断、遗传咨询、高风险夫妇妊娠结局随访等服务
江西	江西省健康扶贫工程实施方案	提高地贫新农合保障水平；在贫困地区开展地中海贫血防控项目
湖南	湖南省残疾预防行动计划（2017—2020年） 湖南省"十三五"卫生与健康规划	建立省、市、县、乡四级产前筛查与诊断服务网络；在地贫高发地区开展地中海贫血防控试点；开展免费产前筛查服务，避免缺陷儿的出生

续表

层级	文号	文件要求
海南	海南省中间型、重型地贫参合患儿新农合保障和医疗救治实施方案 2016 年海南省妇幼健康服务工作要点	协调民政部门实行婚姻登记、婚检、孕前优生健康检查一体化、一站式服务，整合资源，创新工作模式，提高防控实效； 协调新闻出版广电部门，利用各类媒介加大地贫防控知识与政策的宣传力度； 中间型和重度患儿建档立卡管理； 加强信息管理，对地贫高风险夫妇进行追踪、咨询、随访、产前诊断、干预等全程管理
重庆	重庆市人力资源和社会保障局关于将地中海贫血中重型纳入城乡居民合作医疗保险特殊疾病范围的通知 重庆市人民政府办公厅关于印发《重庆市卫生计生发展"十三五"规划》的通知	医保报销+城乡居民国家免费孕前优生健康监测和地中海贫血防控
四川	关于印发《四川省"十三五"卫生计生事业发展规划》的通知	将地中海贫血防控工作纳入"十三五"期间卫生计生重大项目和工程
云南	"健康云南 2030"规划纲要 云南省人民政府办公厅关于印发《云南省健康扶贫 30 条措施》的通知 2012 年云南省地中海贫血防控试点项目	扩大新生儿疾病筛查范围，实施地中海贫血症高发地区孕前筛查、产前诊断。为三个试点州（文山、德宏、西双版纳州）至少 5000 对新婚夫妇提供地贫筛查和相关干预，减少试点地区重症地贫患儿的出生； 在三个州级妇幼保健院各建立一个规范的地贫筛查实验室，在省第一人民医院和省妇幼保健院建立省级规范的地贫基因检测和产前诊断实验室； 加强试点地区管理和技术人员培训，提高项目地区防控技术水平； 在试点地区广泛开展地贫防控相关知识宣传教育，提高群众地贫防控知识知晓率
贵州	基本医疗保险、工伤保险和生育保险药品目录（2017 年版） 支持基因检测技术应用政策措施（试行）	常用药品基本被纳入了药品目录，采取政府采购和患者自付相结合的方式，开展针对地中海贫血的遗传筛查和产前诊断、高龄产妇无创 DNA 检测

（二）我国地贫防控工作的执行方为政府下设各妇幼保健院

政府联合社会组织开展的地贫防控试点项目主要由各地妇幼保健院负责实施。为完善地贫防治服务和政策体系，2018 年国家卫生健康委员会联合中国出生缺陷干预救助基金会开展地贫救助项目，将试点地区选在贵州、福建、广西和海南四地。贵州的 10 家妇幼保健院（计划生育服务中心）、福建的 11 家妇幼保健院、广西的 15 家妇幼保健院和海南的 4 家妇幼保健院（以及 20 余家医院）成为项目的主要实施机构，项目的管理机构亦由各省（区）妇幼保健院担任。

（三）我国社会力量积极参与地贫防控与救治工作

近年来，我国参与地贫防治救助的社会组织蓬勃发展，广东的地贫救治 NGO 发展力量最壮大。据不完全统计，目前共有 23 家基金会和社会组织正在或曾经从事地贫的防控或救治工作（见表 6）。23 家基金会和社会组织中包括 6 家全国性救助机构；广东省的机构数量最多，11 家广东的基金会和社会组织参与地贫防治救助工作；福建、广西和重庆（省、区、市）各有 1 家基金会致力于救治地贫患者。

另据国家卫生健康委妇幼司介绍，卫健委联合中国出生缺陷干预救助基金会在 4 省份启动的贫困地贫患儿救助项目（亦即上文提到的地贫救治项目），也积极发挥了政社联合的力量，已经为广西等 4 省（区）1000 名贫困家庭地贫患儿提供了医疗费用补助，减轻了贫困地贫患儿家庭的经济负担。

表6　我国社会力量参与地贫防治情况

序号	名称	性质	方式	主要工作
1	北京天使妈妈慈善基金会	专项救助	医疗救助、康复关怀和信息咨询	地中海贫血防治，患儿救治关爱，医疗技术标准普及
2	中国出生缺陷干预救助基金会	专项救助	医疗救助	设立"地中海贫血救助项目"，计划每年为4省（区）符合条件的1000名患儿提供3000~10000元补助
3	深圳市红十字救援促进会	专项救助	医疗救助、信息咨询	成立了关怀地中海贫血病患者志愿工作者服务队；提供免费输血；让地贫家庭互相鼓励开导
4	广东省地中海贫血防治协会	组织救助	研究培训、资源链接、宣教	组织研究培训；沟通国内外医院、医师、患者；宣传地中海防治知识
5	深圳市关爱行动公益基金会	专项救助	医疗救助、宣教	下设"关爱地贫儿"项目组；为其提供包括免费输血、生活补贴、药品资助、地贫预防宣导及地贫患儿心灵关爱等系列公益行动
6	广州基督教青年会	专项救助	宣教	下设"托起地贫线"地中海贫血援助项目；全力普及地贫知识，提倡婚检、孕期保健，降低地贫疾病发生率；志愿活动
7	深圳狮子会	专项捐款、专项救助	捐款、医疗救助	向社会募集捐款，资助地贫孩子医疗费用、教育费用、移植费用
8	深圳市广电公益基金会	专项救助	捐款、宣教、技术支持	与深圳"华大基因"合作设立"华基金公益基金"项目进行捐款救助；提供免费配型检测；举办科普活动
9	厦门中山医院基金会	专项捐款	医疗救助	设有"血液病——地中海贫血患孩爱心资助项目"，每年资助10位患病儿童进行骨髓移植治疗
10	广西红十字基金会	专项捐款	医疗救助	广西红十字基金会天使计划"关爱生命"地中海贫血救助基金：对广西籍困难家庭地贫患儿进行一次性5万元资助
11	广东省金秋慈善基金会	仅捐款	捐款	是一家私募基金会；对地中海贫血患儿进行捐助

续表

序号	名称	性质	方式	主要工作
12	深圳市花样盛年慈善基金会	专项捐款	捐款	旗下设立"关爱地贫儿"公益项目；中国关爱地贫儿联盟成员；对地贫儿进行资助
13	中华慈善总会	专项救助	药物支持	设立恩瑞格患者援助项目，为地贫患者提供免费药物
14	吴阶平医学基金会	专项救助	研究、技术支持	吴阶平医学基金会与多所高校共同打造"国家级地中海贫血综合治理平台"，设立了干细胞临床应用研究基金，希望彻底治理地中海贫血问题
15	重庆市儿童医疗救助基金会	专项捐款	医疗救助	重庆市儿童医疗救助基金会淋巴瘤、血友病、地中海贫血儿童救助项目
16	北京新阳光慈善基金会	专项救助	宣教、资源链接	联结基金会内外部医疗资助项目，为白血病患者家庭缓解经济压力；制作知识医疗手册
17	广东省富迪慈善基金会	仅捐款	捐款	无专项项目，对地中海贫血患儿进行捐款
18	广州市心连心地贫服务中心	组织救助	宣教、信息咨询、医疗救助	开展地贫宣传活动；接受地贫信息咨询；与监测机构对接；开展中重型地贫患者医疗救助
19	深圳市德义爱心促进会	专项捐款	捐款、医疗救助	设有重症地贫儿紧急救助项目；进行捐款

四、示范地区创新探索地方防治经验收效显著

作为我国地贫重灾区，广西壮族自治区独创地贫防控机制，启动严重类型地贫胎儿"零出生计划"项目。前文提到，广西的地贫基因携带率高达20%，是我国地贫最高发地区。鉴于此，从2010年起自治区政府便着手打造"一站式"婚育综合服务平台，这一创造性举措截至2017年，已经在全区建成97个"一站式"优质婚育综合服务平台，促使本地的婚检率

由 2009 年的 14.34% 大幅度提高至 2017 年的 98.77%①。除此之外，借助综合服务平台，614.01 万婚检人群进行了地贫筛查；67.69 万孕期保健人群接受了地贫基因诊断，诊断率为 98.89%，查出重型（中间型）地贫胎儿 13775 例；重型地贫胎儿医学干预率也从 2011 年的 65.51% 提高至 2017 年的 98.29%；以地贫为主的胎儿水肿综合征出生缺陷，从 2008 年的首位病因（发生率万分之 26.38）降至 2017 年的第 8 位病因（发生率万分之 3.15），发生率下降了 87.83%。在这些有效经验的积累基础之上，2018 年，广西已经启动《广西严重类型地中海贫血胎儿零出生计划实施方案》，旨在建立健全"政府主导、部门配合、医学干预、专家支持、群众参与"的地贫群防群控长效机制，降低广西地贫出生缺陷发生率、重型地贫出生率，实现重型地贫胎儿零出生，提高广西出生人口素质②。

---

① 本段数据来源为新华网快讯，http：//www. gx. xinhuanet. com/newscenter/2018－05/09/c_
1122804408. htm.
② 广西壮族自治区人民政府办公厅关于印发《广西严重类型地中海贫血胎儿零出生计划实施方案》的通知（桂政办发〔2018〕76 号）。

专题五：国际地贫防治经验与启示

世界地贫基因携带率 2.62%，高发国发病率 3% 至 10% 不等。地贫高发国的分布具有地域性，高发国的地贫基因携带情况也不尽相同。数据显示，地贫基因携带者约占全球 3.45 亿人口[①]。分国别来看，中国内地地贫基因携带者约有 3000 万人，重型和中间型地贫患者人数在 30 万人左右[②]。埃及地贫发病率较高，国家整体地贫携带率在 6%～10%[③]。印度和巴基斯坦的地贫发病率不容乐观，分别在 3%～4%[④]和 3%～8%[⑤]。英国每年约新出生 20 名重型地贫患儿[⑥]（见表 7）。

[①] 徐湘民，余艳红．地中海贫血的产前诊断［J］．中华妇产科杂志．2012，47（2）．

[②] 数据来源：中国地中海贫血蓝皮书——中国地中海贫血防治状况调查报告（2015）［M］．中国社会出版社．

[③] 数据来源：埃及地中海贫血联盟宣传手册。

[④] 印度的血红蛋白病、地中海贫血、镰状细胞疾病与血红蛋白变异防治政策（草案）。

[⑤] 2017 年地中海贫血患者亲属血液检查法。

[⑥] 英国儿童与成人地中海贫血临床护理标准，第 3 版。

表 7　地贫高发国家和地区疾病患者数、基因携带比例和发病率

地区	患者人数	携带比例
全球		3.45 亿人
中国内地	我国共有重型和中间型地中海贫血患者30 万人	约 3000 万人（数据来源较早，仅供对比参考）
澳大利亚	—	3%的澳大利亚公民携带 β-地贫基因0.4%的澳大利亚公民携带 α-地贫基因
中国香港	—	12.5%地中海贫血基因携带者
英国	英国每年大约有 20 名重型地中海贫血新生儿出生	—
印度	印度是世界上重型地中海贫血患儿人数最多的国家，每年大约有 10000~15000 名重型 β-地中海贫血患儿出生，约 150000 人是重型地中海贫血患者	β-地中海贫血特性携带者近 4200 万
巴基斯坦	每年有 5000 名新生儿患有重型地中海贫血	—
埃及	—	地贫携带率在 6%~10%

　　通过分析英国、澳大利亚、印度、巴基斯坦和埃及 5 个国家的地贫防控工作机制与模式发现，加强政策出台和机制建立可有效控制地贫发生，政社联合与国际合作已成为国际上地贫防控有效模式。

一、多数国家在人均 GDP 达到 1000～2000 美元时出台地贫防控政策

　　我国社会经济水平已经足以建立全国性地贫防控政策体系。一方面，我国人均国内生产总值（以下简称人均 GDP）超过巴基斯坦、印度和埃及三个国家建立全国性地贫防控政策时的人均 GDP；另一方面，我国人均GDP 仍在逐年平稳上升，社会经济水平稳定。

　　巴基斯坦、印度和埃及出台地贫防控政策时人均 GDP 为 1000~2000

美元。数据显示，初建地贫防控政策体系时的巴基斯坦、印度和埃及三国当年的人均 GDP 分别为 1272.4 美元、1939.6 美元和 1045.9 美元（图40），基本在 1000~2000 美元。我国于 2009 年着手建立地贫防控政策体系时，当年的人均 GDP 为 3838.4 美元①，远超初建地贫防控政策的巴基斯坦、印度和埃及。

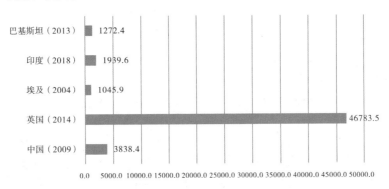

图 40　各国地贫防控政策建立年的人均 GDP 对比

　　我国社会经济水平足以建立全国性地贫防控政策体系。我国经济仍然在飞速发展的过程中，从 2004 年至今，我国人均 GDP 始终保持上涨趋势。平稳发展的国民经济为地贫防控政策体系的搭建提供了雄厚基础。然而，巴基斯坦和印度已经分别于 2013 年和 2018 年建立了横贯全国的、较为系统的地贫防控政策体系，我国目前的地贫防控政策仍由各省份自行建立，国务院层面的政策指导过于宏观和统筹，没有提出更加细化的地贫防控实施标准。

二、政府部门是地贫防控工作规范的制定者和主导者

　　结合对英国、澳大利亚、印度、巴基斯坦和埃及的资料研究发现，政府往往在国家地贫防控工作体系中占据主导地位，主要负责防控政策框架

---

　　①　本段使用的人均 DGP 数据均引用自世界银行官方网站。

的搭建、防控工作的部署和工作落实的监督。

英国由政府主导开展地贫全民筛查项目。该项目由英国国家公共卫生部主导开展，社会力量参与实施，在全民高危人群中进行地贫基因筛查。项目开展的优势之一是政府部门的权威性得以充分发挥，保障项目开展的覆盖面和公众知晓度（见图41）。

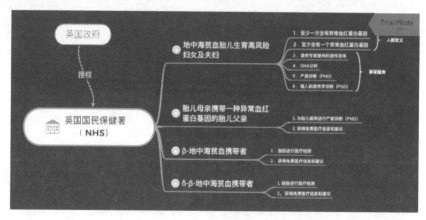

图41　英国地贫防控模式示意图

澳大利亚将地贫防控纳入政府公共卫生保障体系。澳大利亚不属于地贫高发区，地贫患者群体不似其他高发国家一般庞大，携带者仅为总人口的0.4%~3%，且主要来自移民群体。虽然需求群体小，但国家医保框架依旧将地贫的筛查和治疗费用纳入报销范围，通过国家医保给予患者预防和治疗地贫的帮扶。

印度和巴基斯坦地贫防控法案由最高政府通过。作为地贫防控工作开展的后起之秀，印度和巴基斯坦分别于2018年和2013年出台本国地贫防控法规，均由本国最高政府审批通过。例如，印度地贫防控法案由国家卫生与家庭福利部起草，最终获得最高法院的通过（见图42）；巴基斯坦地贫防控议案在国民议会上获得通过。

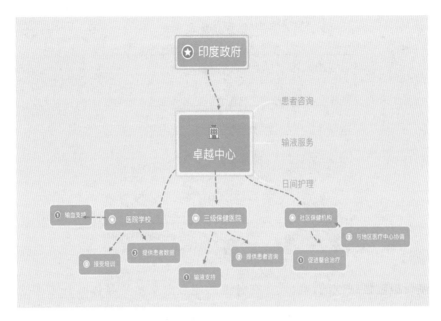

图 42　印度地贫防控模式示意图

三、社会力量作为地贫防控主要执行主体之一发挥重要作用

各国社会力量也在地贫防控工作中起着至关重要的作用。具体来讲，国家政府负责防控政策的制定和工作的部署，社会组织则负责具体实施，政府部门作为监督者进行指导与评估。

英国地贫防控协会肩负全国筛查项目的执行角色。英国地贫筛查项目的具体实施者是英国的一家社会组织。在政府指导下，英国地贫防控协会结合本国不同人群特征，设计和发放针对性极强的宣传小册子给公众，宣传对象细分为男性和女性、不同类型地贫基因携带者、孩子的父亲和母亲等。宣传册的发放覆盖率广、针对性强，起到有效的公众教育作用，充分展示社会力量在实际工作中的灵活性和专业性。

医院在巴基斯坦政府监管下担负全国地贫筛查重任。地贫筛查工作在

社会参与模式

优势：工作灵活性更强，有利于延伸至更多社区和

多元文化分支；专业性更强，充分发挥专业社工等

技术人员的专业技术优势。

挑战：需要以政府支持和政策保障为工作开展基础。

巴基斯坦是强制性的，由设立在各地的定点医院负责具体筛查工作的落
实，政府只起到监督作用。定点医院的筛查工作受到政府的严格监督和奖
惩制度的管控，如被发现工作不到位会受到政府部门的罚款。在严格的监
督机制之下，巴基斯坦定点医院不得不坚守职责，保障了地贫筛查的覆盖
范围和有效性（见图 43）。

四、开展国际交流合作是提升地贫防控水平的重要方式

地贫高发的欠发达国家，通过借助其他发达国家资源或学习国际先进
地贫防控理念的方式，来提高本国的地贫防控能力和水平，埃及和印度作
为地贫高发的发展中国家，都采用了国际交流与合作的方式。

埃及与意大利就人才培养开展全面跨国合作。埃及国民地贫基因携带
率高达 6%~10%，疾病高发。为此，埃及国家卫生部门早在 2004 年便与
意大利卫生部门展开合作，学习借鉴意大利地贫防治经验。合作的主要内
容是埃及方面接受意大利专业医疗人员的培训，推动了埃及本国地贫防控
技术的提升和防治人才队伍的建立（见图 44）。以先进带后进的跨国合作
模式，可以在一定程度上提升后者的地贫防治能力，帮助国家更好处理地

国际合作模式

优势：强强联合，发挥1+1大于2的优势；以强带弱，医疗资源跨国配置，优化资源配置。

挑战：需要保障国家间交流和沟通频率，避免合作的形式化，给两国地贫患者带来实际利益。

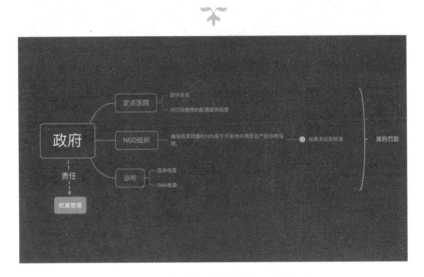

图43　巴基斯坦地贫防控模式示意图

贫带来的负面影响。

印度学习吸取国际地贫联盟先进防控经验。为提高本国地贫防治能力，印度政府要求积极开展国际合作，借鉴西方国家经验，学习国际地中海贫血联盟（简称TIF）的专业知识。作为国际性非营利性的非政府组织，TIF最早由塞浦路斯和希腊等国家的地贫患者与家长在1986年成立，旨在为相关人员提供地贫防治教育机会，提高决策者和民众对地贫的认识。印度将国际合作写入2018年新出台的法案，可见其向发达国家学习先进技术和理念的决心，这一举措的效果也将在未来逐渐显现。

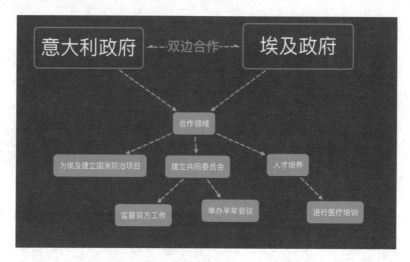

图 44　埃及地贫防控模式示意图

附　录

附录 1：血流动力学稳定的患者红细胞输注指征（WS/T 623—2018）

Hb 水平	建议	临床表现
>100g/L	不推荐输注	特殊情况（例如心肺功能重度障碍等患者）由临床医生根据患者病情决定是否输注
80~100g/L	一般不需要输注，特殊情况可考虑输注	术后或患有心血管疾病的患者出现临床症状时（胸痛；体位性低血压或液体复苏无效的心动过速；贫血所致的充血性心力衰竭等）；重型地中海贫血；镰状细胞贫血患者术前；急性冠状动脉综合征等
70~80g/L	综合评估各项因素后可考虑输注	术后；心血管疾病等
<70g/L	考虑输注	重症监护等
<60g/L	推荐输注	有症状的慢性贫血患者 Hb<60g/L 可考虑通过输血减轻症状，降低贫血相关风险；无症状的慢性贫血患者宜采取其他治疗方法，如药物治疗等

注：高海拔地区及婴幼儿患者可依据病情适当提高 Hb 阈值。

附录2：我国已完成造血干细胞移植的地贫患者数量情况

中国 2021 年 4 月 1 日前完成干细胞输注地贫移植例数							
单位	同胞全合	非亲缘	脐血	半相合	父母供髓	其他亲缘	基因治疗	总计
广西医科大学第一附属医院	617	190	0	64	0	0	0	871
南方医科大学南方医院	279	384	50	83	65	1	0	862
深圳市儿童医院	115	58	22	304	18	4	1	522
广州妇女儿童医疗中心	108	154	2	19	20	3	0	306
东莞台心医院南方春富（儿童）血液病研究院	102	38	1	146	7	1	0	295
中山大学孙逸仙纪念医院	93	137	10	2	4	0	0	246
联勤保障部队第九二三医院（广西南宁）	91	3	1	51	0	0	2	148
温州医科大学附属第一医院	8	66	0	36	14	0	0	124
厦门大学附属中山医院	14	58	8	21	2	0	0	103

单位	同细胞全合	非亲缘	脐血	半相合	父母供髓	其他亲缘	基因治疗	总计
中国 2021 年 4 月 1 日前完成干细胞输注地贫移植例数								
重庆医科大学附属儿童医院	17	69	5	3	0	0	0	94
联勤保障部队第九二〇医院（云南昆明）	6	0	1	74	0	0	0	81
四川大学华西第二医院	30	32	1	0	7	0	0	70
中南大学湘雅医院	4	22	0	38	0	0	2	66
香港威尔斯亲王医院	52	0	12	1	0	0	0	65
广西柳州市工人医院	14	25	0	0	0	0	0	39
海南省人民医院	15	10	0	0	0	0	0	25
湖南省儿童医院	9	8	0	5	0	2	0	24
贵州医科大学附属医院	6	2	0	1	0	0	0	9
南方医科大学珠江医院	0	0	0	8	0	0	0	8
福建医科大学附属协和医院	1	3	0	0	0	0	0	4
云南省第一人民医院	2	0	0	0	0	0	0	2
贵州省儿童医院	2	0	0	0	0	0	0	2
海南中国干细胞集团附属博鳌医院	2	0	0	0	0	0	0	2
中山医学院第七附属医院	1	0	0	0	0	0	0	1
总计	1588	1259	113	856	137	11	5	3969

附录3：我国中央和10个省（区、市）地贫防控政策出台情况总汇

层级	文号	文件要求
国务院	《国务院关于进一步促进广西经济社会发展的若干意见》	开展地中海贫血筛查
	国务院关于印发《卫生事业发展"十二五"规划》的通知	加强地中海贫血防控
	国务院关于印发《"十三五"卫生与健康规划》的通知	做好地中海贫血防控
广东	广东地中海贫血预防控制项目实施方案	向社会公众普及地贫防控科学知识；提高新婚夫妇和计划怀孕夫妇的地贫防控知识知晓率，增强地贫防控意识；通过地贫筛查、基因检测、产前诊断和产前干预，减少重型地贫患儿出生
广西	广西出生缺陷预防控制指导意见 2018年广西卫生计生工作要点	县级一站式婚育综合服务平台全覆盖；加强三级地贫防控体系建设
福建	防控试点项目通知（2017）	免费提供健康教育、地贫筛查、基因检测、咨询指导和高风险夫妇孕期追踪、产前诊断、遗传咨询、高风险夫妇妊娠结局随访等服务
江西	江西省健康扶贫工程实施方案	提高地贫新农合保障水平；在贫困地区开展地中海贫血防控项目

层级	文号	文件要求
湖南	湖南省残疾预防行动计划（2017—2020年） 湖南省"十三五"卫生与健康规划	建立省、市、县、乡四级产前筛查与诊断服务网络； 在地贫高发地区开展地中海贫血防控试点； 开展免费产前筛查服务，避免缺陷儿的出生
海南	海南省中间型、重型地贫参合患儿新农合保障和医疗救治实施方案 2016年海南省妇幼健康服务工作要点	协调民政部门实行婚姻登记、婚检、孕前优生健康检查一体化、一站式服务，整合资源，创新工作模式，提高防控实效； 协调新闻出版广电部门，利用各类媒介加大地贫防控知识与政策的宣传力度； 中间型和重度患儿建档立卡管理； 加强信息管理，对地贫高风险夫妇进行追踪、咨询、随访、产前诊断、干预等全程管理
重庆	重庆市人力资源和社会保障局关于将地中海贫血中重型纳入城乡居民合作医疗保险特殊疾病范围的通知 重庆市人民政府办公厅关于印发《重庆市卫生计生发展"十三五"规划》的通知	医保报销+城乡居民国家免费孕前优生健康监测和地中海贫血防控
四川	关于印发《四川省"十三五"卫生计生事业发展规划》的通知	将地中海贫血防控工作纳入"十三五"期间卫生计生重大项目和工程
云南	"健康云南2030"规划纲要 云南省人民政府办公厅关于印发《云南省健康扶贫30条措施》的通知 2012年云南省地中海贫血防控试点项目	扩大新生儿疾病筛查范围，实施地中海贫血症高发地区孕前筛查、产前诊断。为三个试点州（文山、德宏、西双版纳州）至少5000对新婚夫妇提供地贫筛查和相关干预，减少试点地区重症地贫患儿的出生； 在三个州级妇幼保健院各建立一个规范的地贫筛查实验室，在省第一人民医院和省妇幼保健院建立省级规范的地贫基因检测和产前诊断实验室； 加强试点地区管理和技术人员培训，提高项目地区防控技术水平； 在试点地区广泛开展地贫防控相关知识宣传教育，提高群众地贫防控知识知晓率

中国地中海贫血蓝皮书
——中国地中海贫血防治状况调查报告（2020）

续表

层级	文号	文件要求
贵州	基本医疗保险、工伤保险和生育保险药品目录（2017 年版） 支持基因检测技术应用政策措施（试行）	常用药品基本被纳入了药品目录，采取政府采购和患者自付相结合的方式，开展针对地中海贫血的遗传筛查和产前诊断、高龄产妇无创 DNA 检测

附录4：我国社会力量参与地贫防治总汇

序号	名称	性质	方式	主要工作
1	北京天使妈妈慈善基金会	专项救助	医疗救助、康复关怀和信息咨询	地中海贫血防治，患儿救治关爱，医疗技术标准普及
2	中国出生缺陷干预救助基金会	专项救助	医疗救助	设立"地中海贫血救助项目"计划每年为4省（区）符合条件的1000名患儿提供3000～10000元补助
3	深圳市红十字救援促进会	专项救助	医疗救助、信息咨询	成立了关怀地中海贫血病患者志愿工作者服务队；提供免费输血；让地贫家庭互相鼓励开导
4	广东省地中海贫血防治协会	组织救助	研究培训、资源链接、宣教	组织研究培训；沟通国内外医院、医师、患者；宣传地中海防治知识
5	深圳市关爱行动公益基金会	专项救助	医疗救助、宣教	下设"关爱地贫儿"项目组；为其提供包括免费输血、生活补贴、药品资助、地贫预防宣导及地贫患儿心灵关爱等系列公益行动
6	广州基督教青年会	专项救助	宣教	下设"托起地贫线"地中海贫血援助项目；全力普及地贫知识，提倡婚检、孕期保健，降低地贫疾病发生率；志愿活动

续表

序号	名称	性质	方式	主要工作
7	深圳狮子会	专项捐款、专项救助	捐款、医疗救助	向社会募集捐款，资助地贫孩子医疗费用、教育费用、移植费用
8	深圳市广电公益基金会	专项救助	捐款、宣教、技术支持	与深圳"华大基因"合作设立"华基金公益基金"项目进行捐款救助；提供免费配型检测；举办科普活动
9	广西红十字基金会	专项捐款	医疗救助	广西红十字基金会天使计划"关爱生命"地中海贫血救助基金：对广西籍困难家庭地贫患儿进行一次性5万元资助
10	广东省金秋慈善基金会	仅捐款	捐款	是一家私募基金会；对地中海贫血患儿进行捐助
11	深圳花样盛年慈善基金会	专项捐款	捐款	旗下设立"关爱地贫儿"公益项目；中国关爱地贫儿联盟成员；对地贫儿进行资助
12	中华慈善总会	专项救助	药物支持	设立恩瑞格患者援助项目，为地贫患者提供免费药物
13	吴阶平医学基金会	专项救助	研究、技术支持	吴阶平医学基金会与多所高校共同打造"国家级地中海贫血综合治理平台"，设立了干细胞临床应用研究基金，希望彻底治理地中海贫血问题
14	重庆市儿童医疗救助基金会	专项捐款	医疗救助	重庆市儿童医疗救助基金会淋巴瘤、血友病、地中海贫血儿童救助项目
15	北京新阳光慈善基金会	专项救助	宣教、资源链接	联结基金会内外部医疗资助项目，为白血病患者家庭缓解经济压力；制作知识医疗手册

序号	名称	性质	方式	主要工作
16	广东省富迪慈善基金会	仅捐款	捐款	无专项项目，对地中海贫血患儿进行捐款
17	广州市心连心地贫服务中心	组织救助	宣教、信息咨询、医疗救助	开展地贫宣传活动；接受地贫信息咨询；与监测机构对接；开展中重型地贫患者医疗救助
18	深圳市德义爱心促进会	专项捐款	捐款、医疗救助	设有重症地贫儿紧急救助项目；进行捐款
19	厦门中山医院基金会	专项捐款	医疗救助	设有"血液病——地中海贫血患孩爱心资助项目"，每年资助10位患病儿童进行骨髓移植治疗

附录5：地贫高发国家和地区疾病患者数、基因携带比例和发病率

地区	患者人数	携带比例
全球		3.45亿人
中国内地	我国共有重型和中间型地中海贫血患者30万人	约3000万人（数据来源较早，仅供对比参考）
澳大利亚	—	3%的澳大利亚公民携带β-地贫基因 0.4%的澳大利亚公民携带α-地贫基因
中国香港	—	12.5%地中海贫血基因携带者
英国	英国每年大约有20名重型地中海贫血新生儿出生	—
印度	印度是世界上重型地中海贫血患儿人数最多的国家，每年大约有10000~15000名重型β-地中海贫血患儿出生，约有150000人是重型地中海贫血患者	β-地中海贫血特性携带者近4200万
巴基斯坦	每年有5000名新生儿患有重型地中海贫血	—
埃及	—	地贫携带率在6%~10%

研究院团队

项目组长：

王振耀　北京师范大学中国公益研究院 院长，教授

项目副组长：

高华俊　北京师范大学中国公益研究院 常务副院长，副教授

高玉荣　北京师范大学中国公益研究院 副院长

报告撰写组：

张　柳　北京师范大学中国公益研究院儿童福利与保护研究中心 主任

申平康　北京师范大学中国公益研究院儿童福利与保护研究中心 高级
　　　　分析员

数据分析组：

邓自洪　北京师范大学中国公益研究院儿童福利与保护研究中心 研究
　　　　助理

报告审定组：

王振耀　北京师范大学中国公益研究院 院长，教授

高华俊　北京师范大学中国公益研究院 常务副院长，副教授

高玉荣　北京师范大学中国公益研究院 副院长

尚　德　北京师范大学中国公益研究院 政策研究专员

柳永法　北京师范大学中国公益研究院 政策研究专员

基金会团队

邱莉莉　北京天使妈妈慈善基金会 常务副理事长

沈　利　北京天使妈妈慈善基金会 秘书长

毛玉涛　北京天使妈妈慈善基金会 救助中心主任

项目特别鸣谢医疗专家

张新华　解放军第 923 医院血液科，教授

李春富　东莞台心医院，教授

姚红霞　海南省肿瘤医院，教授

陈　艳　遵义医学院附属医院，教授